中澤 誠《編集》

ビジュアルスタイル

先天性心疾患血行動態と心機能の基礎知識

著者
中澤 誠
総合南東北病院小児・生涯心臓疾患研究所所長
東京女子医科大学名誉教授

青墳裕之
千葉県こども病院医療局長，循環器内科

村上智明
千葉県こども病院循環器内科部長

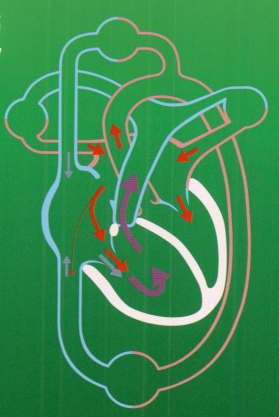

MEDICAL VIEW

本書では，厳密な指示・副作用・投薬スケジュール等について記載されていますが，これらは変更される可能性があります。本書で言及されている薬品については，製品に添付されている製造者による情報を十分にご参照ください。

Visual Style Hemodynamics of Congenital Heart Disease
(ISBN978-4-7583-1428-2 C3047)

Editor：Makoto Nakazawa

2016. 3. 1 1st ed
©MEDICAL VIEW, 2016
Printed and Bound in Japan

Medical View Co., Ltd.
2-30 Ichigayahonmuracho, Shinjyukuku, Tokyo, 162-0845, Japan
E-mail   ed @ medicalview.co.jp

序文

　先天性心疾患の診療には血行動態の理解が欠かせないが，肺体血流比，圧較差，あるいは拡張末期圧などはわかるが，それ以上のことはなかなか難しいとの声を聞く。その理由を考えると，先天性心疾患では，種々の構築異常を基に，発達途上の心臓血管機能，心内血流動態，呼吸機能，患者身体の成長発達などが，複合相互的に作用しており，同じ臨床指標であっても解釈が異なることがある。そこで，それらの理解が少しでも容易になるように，可能な限り図を多くした企画として本書を編集執筆した。

　総論では病態の基礎の解説を目指し，まずは総論1において，発達的見地から心筋特性，心室機能の変化の一端を示し，先天性心疾患で主たる病態である容量負荷・圧負荷に対する心筋心室の反応の基礎，心膜の心室機能への影響について概観した。総論2は血管血流を扱った。心臓は血管との相互作用のなかで機能している。そのため，血管と血流の特性は，循環異常の正確な把握と適正な治療の基礎となるので，多少，難解な点もあろうが，コンセプトをある程度単純化して示した。事項によっては単純化しすぎているものもあり，さらなる理解は，より詳細な書物なり文献にあたって欲しい。総論3では血行動態指標を得る方法とその解釈については示した。出てきたデータをそのまま鵜呑みにすると，時として患者の状態の正しい理解に繋がらない。目の前のデータがいかなる特性のもとに得られたのか，そのデータのpitfallはいかなるものか，を知ってもらいたい。

　各論では，疾患を網羅的に示すのではなく，血行動態的に代表的な疾患について図示した。比較的まれで類似の血行動態の疾患については代表例から演繹して欲しいと考えている。さらに，手術の影響については，術直後の血行動態変化が治療上重要と考え，主に急性変化を示した。本書が先天性心疾患の病態把握とより適切な治療に，また，患者サイドへの説明にも役立てば編集者としては望外の喜びである。

　最後に，これまでともに働いてきた諸氏，指導応援を賜った方々に深謝します。また，私の現所属施設の渡邉一夫理事長の支援に心から感謝いたします。そして，本書の企画をくださったメジカルビュー社の吉田富生氏，編集者の無理な注文に我慢強く耐えて編集作業を担当された高橋範子氏に深謝します。

平成28年1月

総合南東北病院小児・生涯心臓疾患研究所所長
東京女子医科大学名誉教授

中澤　誠

Contents

総論

1. 心機能の基礎　　　　　　　　　　　　　　　　　　　中澤　誠

心筋機能：1	**2**
興奮・収縮連関	2
心筋機能：2	**4**
フランク・スターリン機構	4
心室機能：1	**5**
左室のフランク・スターリン機構	5
心室機能：2	**6**
右室と左室の相互作用	6
心室機能：3	**7**
右室と左室の相互作用	7
心室機能：4	**8**
発達〜成熟の影響：発達途中の心室は硬い	8
収縮期負荷（圧負荷）への心室の反応	**9**
圧負荷に対する筋原線維の増加	**9**
拡張期負荷（容量負荷）への心室の反応	**10**
容量負荷に対する筋原線維の増加	**10**
左室の後負荷心および前負荷心での壁応力	**11**
心膜の影響	**12**

2. 血行動態の基礎　　　　　　　　　　　　　　　　　　村上智明

血流と血圧：1	**13**
血流と血圧：2	**14**
位置エネルギーと運動エネルギー：1	**15**
位置エネルギーと運動エネルギー：2	**16**
位置エネルギーと運動エネルギー：3	**17**
圧反射：1	**18**

圧反射：2	**19**
Stress-velocity 関係	**20**

3. 心臓カテーテル検査および超音波検査　　青墳裕之

カテーテル検査による圧波形：1	**21**
カテーテル検査による圧波形：2	**22**
カテーテルを挿入しにくい場合の左房圧，肺動脈圧推定法	**23**
心拍出量の求め方：1	**24**
心拍出量の求め方：2	**25**
心拍出量の求め方：3	**26**
熱希釈法およびその他の方法	26
肺循環動態評価の重要な指標	**27**
肺血流量，肺体血流量比，肺血管抵抗の評価：1	27
肺血流量，肺体血流量比，肺血管抵抗の評価：2	28
心室容積の計測法：1	**29**
心室容積の計測法：2	**30**
心室容積の体格を考慮した評価法と容積評価の意義	**31**
超音波法による一次元的計測：1	**32**
超音波法による一次元的計測：2	**33**
超音波断層法を用いた小児における左室容積の正常値	**34**
ドプラを用いた血流速度からの圧差推定	**35**
大動脈弁狭窄，肺動脈弁狭窄	**36**
TEI index	**37**
組織ドプラの有用性	**38**
超音波検査による右室圧，肺動脈圧評価	**39**
下行大動脈血流パターン	**40**
ドプラエコーを用いた流量計測	**41**
連続の式：continuity equation	**42**
僧帽弁狭窄重症度の評価	**43**

各論

中澤　誠

1. 短絡性心疾患　①主として左右短絡性心疾患

心室中隔欠損症　46
- 欠損部位による短絡動態の違い　47
- 短絡量の規定因子　47
- 心室中隔欠損症＋肺高血圧症での瞬時的な短絡血流　48
- 術後早期　49
- 術後早期肺高血圧クリーゼ（PH Crisis）　49
- 心室中隔欠損症＋心房間交通（ダブルシャント）　50

心房中隔欠損症　52
- 二次孔欠損　52
- 術後早期　53

部分肺静脈還流異常　54
- 右肺静脈が右房に直接還流している例　54
- 術後　55

不完全型心内膜床欠損（不完全型房室中隔欠損）　56
- 心房中隔一次孔欠損　56
- 術後　56

完全型心内膜床欠損（完全型房室中隔欠損）　57
- 術後　57

大動脈肺動脈短絡　58
- 動脈管開存症　58
- 大動脈肺動脈中隔欠損（窓）　59
- 右肺動脈上行大動脈起始　60
- 閉鎖術後（動脈管開存例）　61

Valsalva洞動脈瘤破裂　62
- 右房へ　62
- 右室へ　63

1. 短絡性心疾患　②主として右左短絡性心疾患

Fallot 四徴症　64
- 低酸素発作　65
- 肺動脈閉鎖＋主要大動脈肺動脈側副動脈（MAPCAs）　66
- 肺動脈弁欠損合併　66
- 大動脈肺動脈短絡術後　67
- 心内修復術後，早期　67
- 心内修復術後，長期　68
- 心室中隔欠損＋肺動脈閉鎖：Rastelli術後　69

完全大血管転位症 — **70**
- Ⅰ型 — 70
- Ⅱ型 — 71
- Ⅲ型 — 71
- 大動脈スイッチ術後 — 72
- Ⅲ型：Rastelli術後 — 73
- 心房内スイッチ術・術後 — 74

両大血管右室起始 — **75**
- 病型 — 75
- 大動脈弁下心室中隔欠損，肺動脈狭窄なし（VSD＋PH型） — 76
- 大動脈弁下心室中隔欠損＋肺動脈狭窄（TF型） — 77
- 肺動脈弁下心室中隔欠損，肺動脈狭窄なし（TGA型） — 77

総肺静脈還流異常症 — **78**
- 上心臓型 — 78
- 傍心臓型 — 79
- 下心臓型 — 79
- 総肺静脈還流異常症の防御的肺動脈収縮 — 80
- 術後 — 81

純型肺動脈閉鎖（心室中隔欠損症のない肺動脈閉鎖） — **82**
- 弁性閉鎖＋細い動脈管開存 — 82
- 弁性閉鎖＋太い動脈管開存 — 83
- 強い三尖弁閉鎖不全合併（Ebstein病合併） — 84
- 冠動脈の異常 — 84
- 二心室修復術後 — 85

肺動脈閉鎖＋心室間交通 — **86**
- 両大血管右室起始 — 86
- 左室性単心室（L-loop型） — 87

三尖弁閉鎖 — **88**
- Keith-Edwards分類 — 88
- 肺動脈狭窄（Ⅰb型） — 89
- 肺血流増加 — 90
- 大動脈縮窄合併例（Ⅱc型） — 90
- Fontan型手術後（1）右房肺動脈直接吻合術 — 91
- Fontan型手術後（2）Total Cavo-Pulmonary Connection（TCPC）術 — 91

1. 短絡性心疾患　③両方向短絡が存在する疾患

Eisenmenger症候群 — **92**
- 心室中隔欠損症 — 92
- 心房中隔欠損症 — 93

大動脈縮窄 — **94**
- 単純型，新生児期発症例 — 94

大動脈縮窄・複合型 **96**
　正常大血管関係＋心室中隔欠損　96
　完全大血管転位＋心室中隔欠損　96
　右鎖骨下動脈起始異常でのDifferential Cyanosis　97

大動脈弓離断複合 **98**
　正常大血管関係＋心室中隔欠損（A型で動脈管は開存している）　98
　病型　98

単心室 **100**
　左室性，肺血流増加　100
　肺動脈狭窄　101

総動脈幹症 **102**

左心低形成症候群 **104**
　ductal shock時　104
　第一段階の姑息術　105

2. 修正大血管転位

修正大血管転位 **106**
　心内合併奇形のない型　106
　心室中隔欠損合併　107
　心室中隔欠損＋肺動脈狭窄合併　108
　両大血管右室起始＋心室中隔欠損＋肺動脈狭窄合併　108
　ダブル・スイッチ術後　109

3. 狭窄性心疾患　①左室流出路狭窄

大動脈弁狭窄 **110**
　運動時　111

大動脈弁上狭窄 **112**

大動脈弁下狭窄 **113**
　固定性　113
　肥大型閉塞型心筋症（hypertrophic obstructive cardiomyopathy）　114

大動脈縮窄（単純型） **115**

3. 狭窄性心疾患　②右室流出路狭窄

肺動脈弁狭窄 **116**

肺動脈弁狭窄，重症（乳児期） **117**
　右室拡張型　117
　右室低形成型　118

肺動脈弁下狭窄（右室二腔症） **119**
末梢性肺動脈狭窄 **120**

3. 狭窄性心疾患　③流入路狭窄

僧帽弁狭窄 **121**
三心房心 **122**
　急性増悪 122
僧帽弁上狭窄輪 **123**
肺静脈閉塞 **123**
三尖弁狭窄 **124**
　Ebstein病TS優位型（安藤分類Ⅲb） 124

4. 逆流性心疾患　①房室弁逆流

僧帽弁閉鎖不全 **126**
　病期による変化 127
三尖弁閉鎖不全 **128**
　Ebstein病(TR型) 128
　Fallot四徴症術後 130

4. 逆流性心疾患　②半月弁逆流

大動脈弁閉鎖不全 **132**
肺動脈弁閉鎖不全 **133**

5. 肺動脈性肺高血圧症

肺動脈性肺高血圧症 **134**

6. 冠動脈異常

冠動脈異常 **136**
　左冠動脈肺動脈起始 136
　冠動脈瘻 137

文献 **138**

コラム **44, 51, 125**

執筆者一覧

■編集

中澤　誠　　総合南東北病院小児・生涯心臓疾患研究所所長
　　　　　　東京女子医科大学名誉教授

■執筆

中澤　誠　　総合南東北病院小児・生涯心臓疾患研究所所長
　　　　　　東京女子医科大学名誉教授

青墳裕之　　千葉県こども病院医療局長，循環器内科

村上智明　　千葉県こども病院循環器内科部長

総論

1. 心機能の基礎　　2
2. 血行動態の基礎　　13
3. 心臓カテーテル検査および超音波検査　　21

総論 ▶ ❶ 心機能の基礎

心筋機能：1

興奮・収縮連関
(EC coupling)

心筋細胞は，静止時，細胞内が−90mVのマイナス電位であるが，興奮による活動電位がゼロ付近になる第2相でカルシウムチャネルが開いて，カルシウムが細胞内に流入する。これによって心筋収縮が起こる。この一連の現象を，興奮収縮連関：Excitation-Contraction（EC）couplingという。

成熟心筋

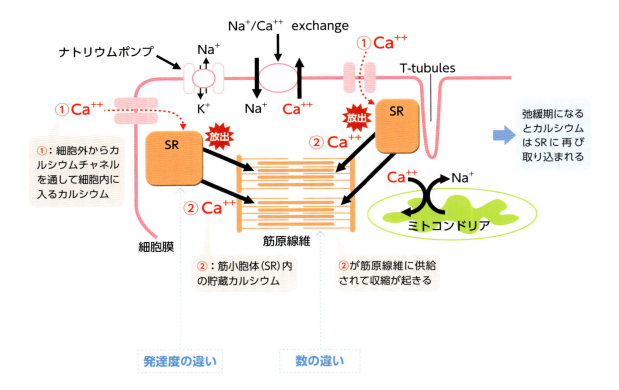

成熟心筋では，細胞外からカルシウムチャネルを通して細胞内に入るカルシウム（①）が，筋小胞体（SR）内の貯蔵カルシウム（②）を放出させ（Calcium induced calcium release），筋原線維に供給され収縮を起こす。弛緩期にはカルシウムはSRに再び取り込まれる。

未熟児・新生児の心筋

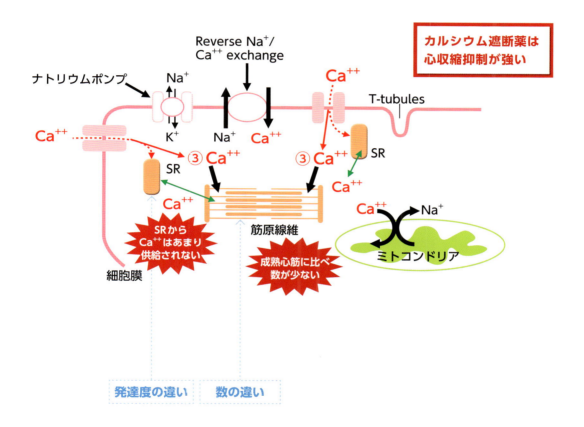

未熟児新生児の心筋では，SRの発達が未熟で，細胞外からのカルシウムが直接筋原線維に供給される部分（③Ca^{++}）が大きい。
また，未熟なほど筋原線維の数も少ない。

新生児・乳児早期には，Ca entry blockerは心収縮抑制が強い

心筋機能：2
フランク・スターリン機構
(Frank-Starling Mechanism)

弛緩期でのミオシンとアクチンの関係（初期長）

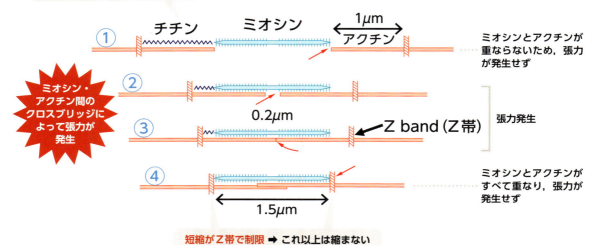

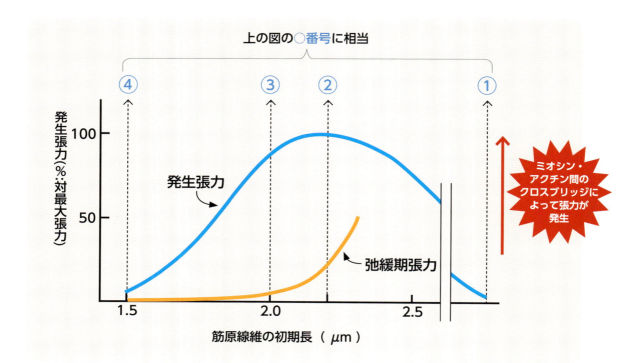

心室機能：1

左室のフランク・スターリン機構
(Frank-Starling Mechanism)

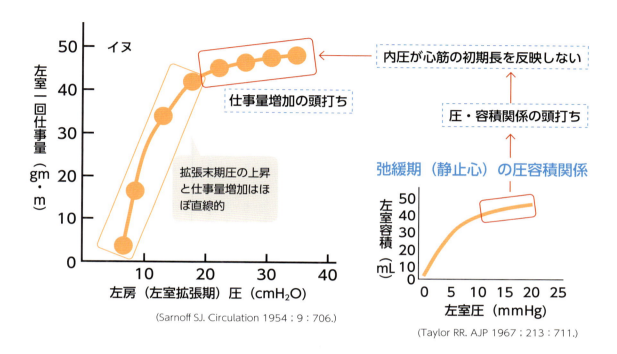

(Sarnoff SJ. Circulation 1954；9：706.)

(Taylor RR. AJP 1967；213：711.)

拡張末期圧が一定以上になる

心筋の初期長を反映しない

 …… チチンや心外膜，心囊液貯留によって心筋の伸びが制限される

心筋の発生張力（仕事量）の増加に結びつかない

左室拡張末期圧が高いほど（左室前負荷が大きいほど），収縮力が増し（前図）左室仕事量が増える。しかし，ある程度以上の圧では仕事量増加が頭打ちになる。これは右の挿入図に見るように，左室流入増加による圧上昇（横軸）によって左室容積（縦軸）は増えるが，これもある程度以上で頭打ちになる。その段階では圧が上がっても心室容積は増加しない。言い換えれば圧が心筋の長さに反映されない。
臨床的には，拡張末期圧が一定以上になると，心筋の初期長を反映しないため，心筋の発生張力，ここでは仕事量や心拍出量の増加に結びつかない。前図のチチンや心外膜や，心囊液貯留などがその要因である。

容量負荷増加による心ポンプ機能
維持・増強には限界がある。

総論 ▶ ❶ 心機能の基礎

心室機能：2

右室と左室の相互作用
(LV・RV cross talk)

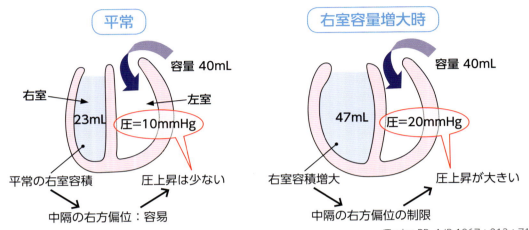

(Taylor RR. AJP 1967；213：711.)

　左室内へ液を注入すれば，その容積は増加し，同時に内圧は上がる．その特性は右室容積に影響され，右室容積が大きいほど，同等の容量注入に対して左室圧上昇は大きい．

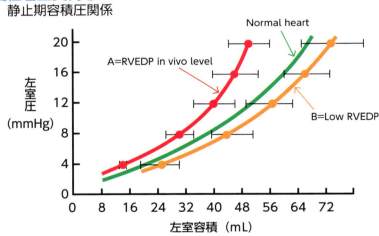

(Kelly DT. Circulation 1971；44：403.)

　慢性右室負荷心でも，負荷状態での右室拡張末期圧（RVEDP）では，左室圧・容積関係は急峻でとなり（A），右室の影響が明らかである．ただ，この負荷心でもRVEDPが低い場合には（B），右室の影響は消失する．これを心室のクロストークといい，左右心室の圧容積特性が対側の心室の影響を受ける．

> **臨床的意義**：この特性は，フランク・スターリン機構とともに，生体における左右心室の刻々の拍出量を巧妙に制御し，右室拍出量が左室より多くなり肺うっ血になったり，左室流入が減って左室が"空打ち"することがない．また，前負荷軽減によって，右室から左室への影響を減らすことは，左室機能の改善につながる．

心室機能：3

右室と左室の相互作用
（cross talk：年齢の影響）

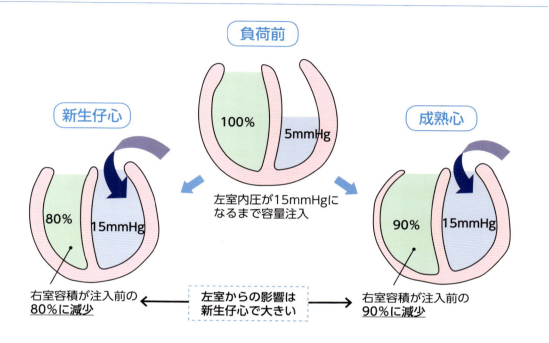

心室の相互作用は，発達途上（新生児・乳児）の心臓のほうが，成熟後（幼児以降）よりも大きい。これは発達途上心で，右室壁肥厚が残っているためである。

乳児期の大きな心室中隔欠損など左室負荷疾患で，右心不全症状が強く出る大きな要因である。また，逆も同様であることは，p6 の図からも推察できる。

総論 ▶ ❶ 心機能の基礎

心室機能：4
発達〜成熟の影響：発達途中の心室は硬い

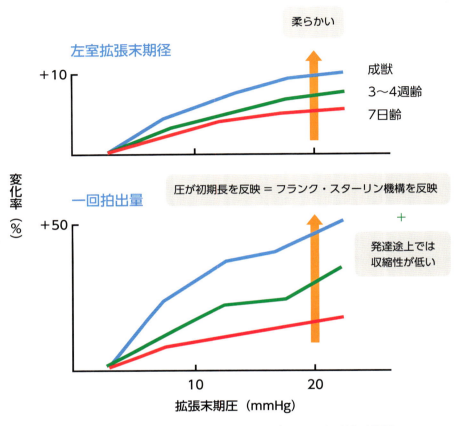

(Romero T. Pediatr Res 13；910：1979.)

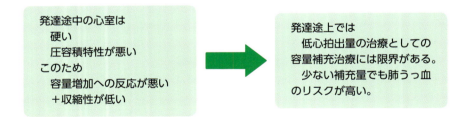

収縮期負荷(圧負荷)への心室の反応

球の壁にかかる張力はラプラスの定理による。
　　T(張力) = P(内圧) × r(半径)　(これは壁の厚みがない場合)
心室では壁は心筋による厚みがあり，その厚みで張力を分散している。そこで単位心筋(筋原線維)への張力を求めるため，上の式の「T(張力)」を壁厚で補正する。これを壁応力(Wall stress = σ)という。
　　σ(シグマ) = [P(内圧) × r(半径)] / t(壁厚)

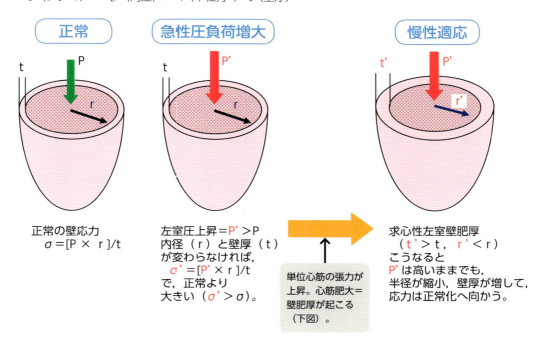

圧負荷に対する筋原線維の増加

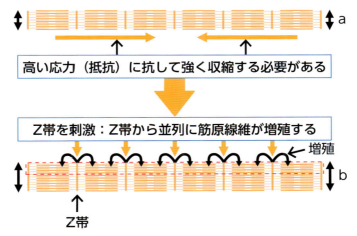

　　　増えた筋原線維。そのため単位筋原線維が「a」から「b」に太くなり，抵抗に適応する大きな収縮力が出せる。
　　　心筋蛋白のターンオーバーは約1週間で半分(2週間で3/4)が新しい環境に適応した形となる。

拡張期負荷(容量負荷)への心室の反応

この場合,拡張期の壁応力が,左室適応(remodeling)の原動力となる。
σ(シグマ) = [P(拡張期内圧) × r(半径)] / t(壁厚)

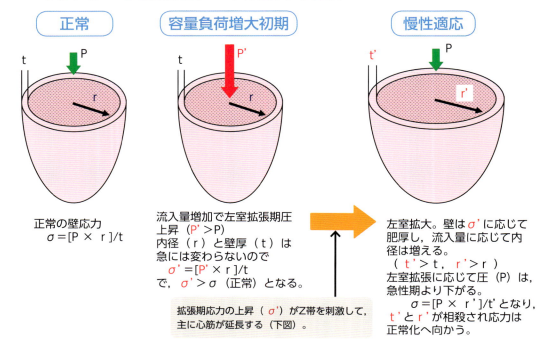

容量負荷に対する筋原線維の増加

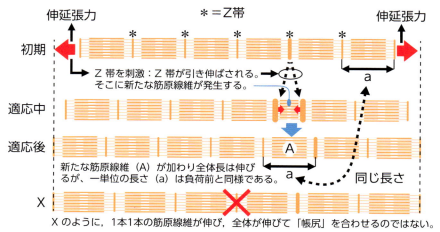

(Legato MJ. Journal of Molecular and Cellular Cardiology 1973 ; 5 : 205.)

心室中隔欠損(VSD)の術直後はポンプ不全となる。
VSD閉鎖後に左室容量負荷が取れた場合,心筋長は短縮するが,筋原線維の数はすぐには減らないので,短縮分は筋原線維の短縮による。Starling機構を考えれば,初期長が短縮する分,収縮張力は落ちる。VSD術直後に左室ポンプ機能が一過性に落ちるのはこのためである。心筋蛋白のターンオーバーは約1週間で半分(2週間で3/4)が新しい環境に適応した形となるので,筋原線維の環境が正常化するには,術後2〜3週間かかる。

左室の後負荷心および前負荷心での壁応力

代償している心室では，壁応力は正常である＝壁厚が内圧にマッチしている。

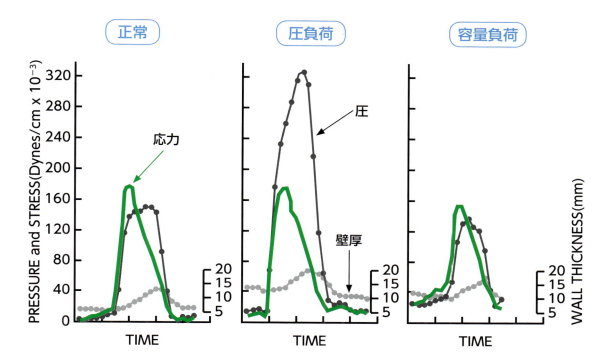

心膜の影響

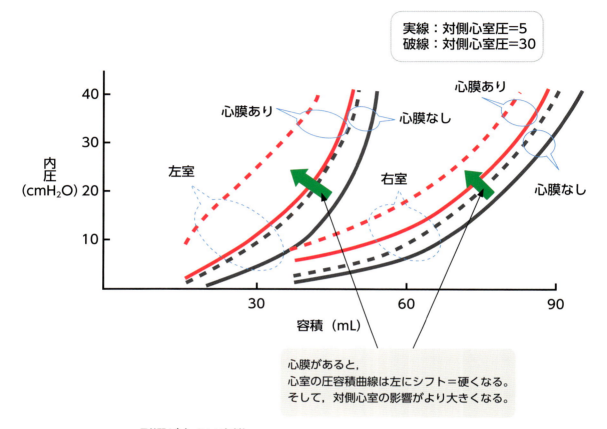

影響が大きい病態
　心膜癒着（硬い心膜），心嚢液貯留（術後など）
　急～亜急性の心室拡大（心膜の伸展が追いつかない）

(Maruyama Y. Circ Res 50；86：1982.)

血流と血圧：1

血圧・血流量は測定部位で異なる

心臓は拍動流で血液を駆出するが，血流を受け取る臓器側にとっては定常流で血流を受け取りたい。大動脈の重要な役割の一つは血流の定常流化である。後述する反射波を使って末梢にいくほど血流量は定常流化していくが，その結果，脈圧は広くなっていく。

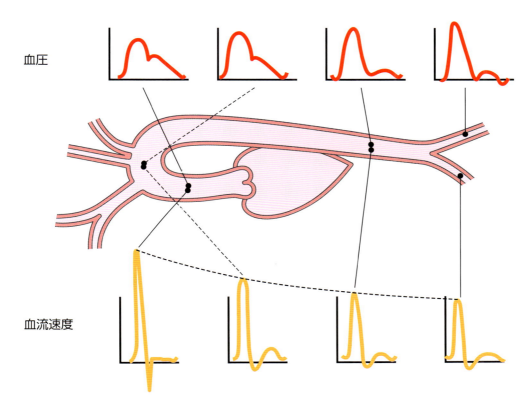

末梢にいくほど順行波と反射波の時相のズレが小さくなるため，足し算である圧は末梢にいくほど収縮期血圧が高くなり，脈圧（収縮期圧と拡張期圧の差）は広がる。一方血流は，末梢に行くほど反射波の影響で最大流速が低下し，毛細管レベルでは拍動性が少なくなる。ただし，毛細管血流の*in vivo*での観察でも完全な定常流ではない。

血流と血圧：2

インピーダンス①

・拍出に対する抵抗は，末梢血管抵抗だけでなく，拍動に対する抵抗もある。
・末梢血管抵抗が同じでも，①のように導管血管が柔らかい場合と，②のように硬い場合では，心室拍出への抵抗が異なる。

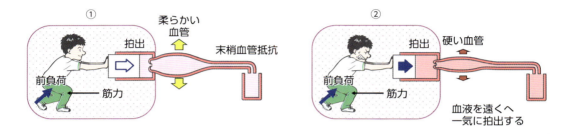

インピーダンス②

生体の循環では周期的心拍動によって弾性を持った血管系に血液が拍出され，血流にやや遅れて血圧の拍動性変動が起こる。これは交流電気回路に類似され，その"抵抗"がインピーダンスである。
血圧や血流のような拍動曲線は，フーリエ解析という方法で複数のサインカーブに分解することができる。血圧，血流のそれぞれについて解析し，基本周波数の整数倍における圧／血流比（modulus）をグラフにしたものが入力インピーダンススペクトラムである。また，血流と血圧の変動には多少のタイムラグ（サインカーブにおける位相のずれ）があり，それを phase として表す。その結果が下図であるが，これから末梢血管抵抗（A），近位血管の拡張性（B），圧反射（B/C）などを知ることができる。

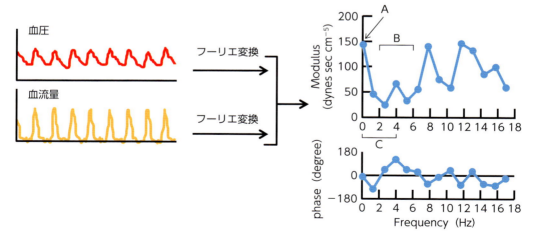

位置エネルギーと運動エネルギー：1

位置エネルギー（圧）と運動エネルギー（血流速度）の和は保存されるが，収斂・拡散によって下記のように推移していく。

収斂と拡散

血流が収斂するということは位置エネルギーが運動エネルギーに変わることである。つまり圧が下がり，流速が増加する。

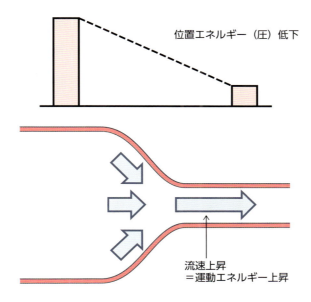

血流が拡散するということは運動エネルギーが位置エネルギーに変わることである。つまり圧が上がり，流速が減少する。

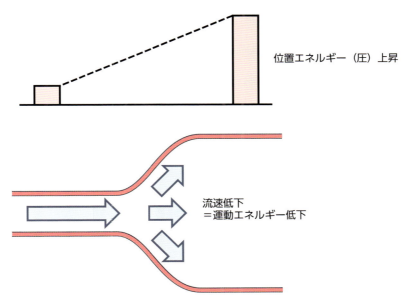

位置エネルギーと運動エネルギー：2

実際の狭窄

実際の狭窄は，収斂の後に拡散が生じる。オリフィス型では生じた乱流分のエネルギーロスが生じ，同じ圧まで回復しない。このエネルギーロスは熱や雑音に転じる。

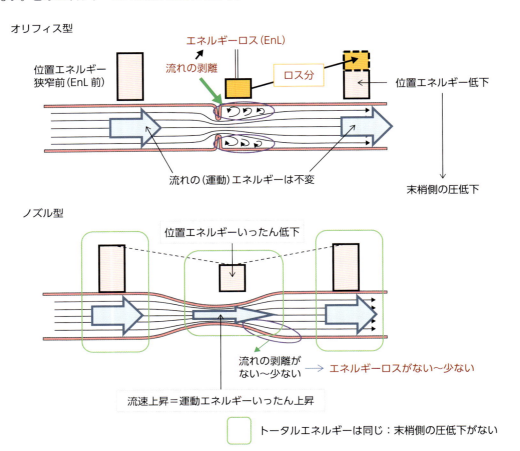

位置エネルギーと運動エネルギー：3

瘤

瘤においては入り口での拡散の際に乱流が生じ，エネルギーロスが起こる．また，出口での収斂は通常の"狭窄"と同様となる．この2つの機序により，口径の狭小化はなくても"狭窄効果"を起こす．

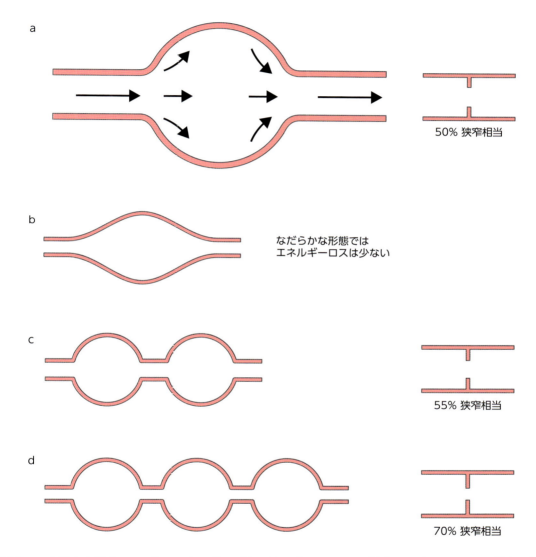

直径20mmの球を直径6mmの管でつないだモデルでは，球2つで55%狭窄に，球3つで70%狭窄に相当するエネルギーロスが生じることが報告されている．川崎病では冠動脈瘤を合併することがあるが，血管の狭小化がなくても，瘤ないしその連続で狭窄効果が出る．

(Murakami T, et al. Eurointervention 2011；7：944.)
(吉川哲夫．呼吸と循環 1980；28：395.)

圧反射：1

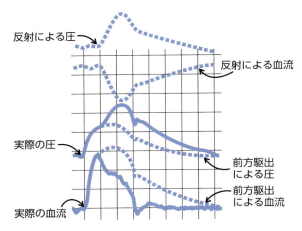

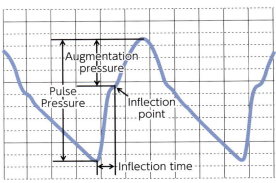

圧反射の定量評価としては Augmentation Index が用いられる。

Augmentation index（%）
=Augmentation pressure/Pulse pressure

われわれが見ている血圧波形は，心臓から駆出される前向きの波形と後ろ向き波形（圧反射）の合成波形である。圧反射は血管の分岐部など血管特性の変わるところであればどこでも生じうるが，ヒトでは主に足の血管から生じ，その合成ベクトルの発生部位はおおむね大動脈が2本の総腸骨動脈に分岐する部位にあたる。

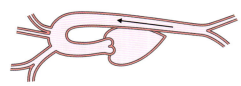

小児では反射点までの距離が身長が低い分，短いので帰来が早くなる。

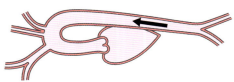

加齢などで脈波伝播速度が速くなると，反射波の上行大動脈への帰来が早くなり，駆出期に重なってくると，左室駆出への抵抗となる。

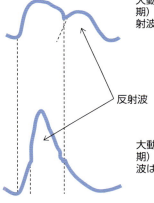

大動脈弁が閉じてから（拡張期）上行大動脈に到達した反射波は，冠循環を補助する。

反射波

大動脈弁が閉鎖する前に（収縮期）上行大動脈に到達した反射波は，体心室の負荷となる。

脈圧が広くなる
(isolated systolic hypertension)

圧反射：2

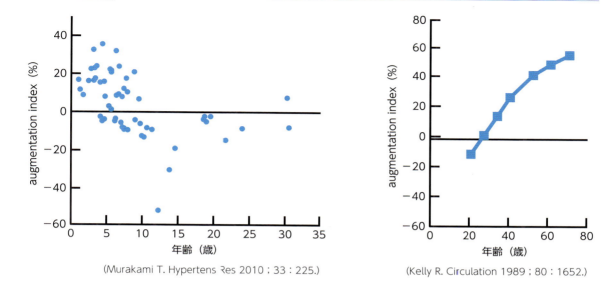

(Murakami T. Hypertens Res 2010 ; 33 : 225.)　　(Kelly R. Circulation 1989 ; 80 : 1652.)

左は小児，右に成人における年齢と augmentation index の関係を示す。augmentation index は加齢とともに増大するが，小児では高値をとることが知られており，これは身長が低い（反射波が早期に帰来する）ためといわれている（p18 参照）。おおむね 10 代なかばで人生での最小値をとる。

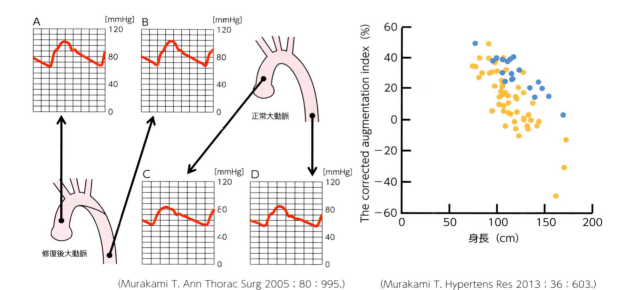

(Murakami T. Ann Thorac Surg 2005 ; 80 : 995.)　　(Murakami T. Hypertens Res 2013 ; 36 : 603.)

正常大動脈では上行大動脈（C）圧波形より反射点に近い下行大動脈（D）で augmentation index が大きくなる。このため，圧反射は血管特性の変化するところで生じるので，大動脈弓の手術後修復部位では新規圧反射が生じる。修復後患児では上行大動脈（A）と下行大動脈（D）の圧波形は同様になる。右の図は小児において正常大動脈（●）と修復後大動脈（●）での身長と augmentation index の関係を示したものである。修復後大動脈では augmentation index が高値を示している。

Stress-velocity 関係

見た目の心臓の動きが必ずしも心臓固有の収縮性とは限らない。重い荷物を持っていれば，収縮性がよくても動きは悪く見える。持っている重りを勘案して評価しなければいけない。それが stress-velocity relationship という考え方である。

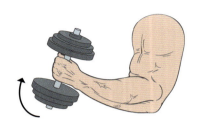
筋力が強くても重りが重いと速やかには上がらない

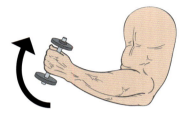
筋力が強くて重りが軽いと速やかに上がる

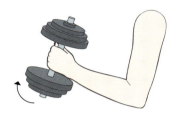
筋力が弱いので重りが重いとなかなか上がらない

上の関係は心筋心室でも同様であり，臨床的には応力速度関係として表される。

点Aと点Bは見た目の動き（短縮速度）は同じだが，それぞれの後負荷が違うので単純に比較できない。
正常心における stress-velocity 関係にのせると，点Aの短縮速度はかかっている後負荷での正常心の短縮速度の−2SD 未満であり，収縮性が低下していることが理解できる。

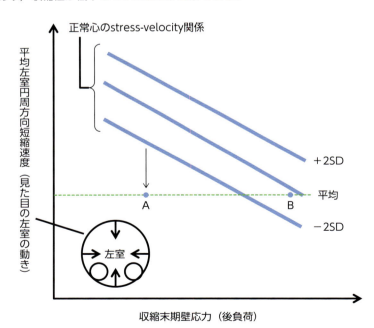

(Colan SD, et al. J Am Coll Cardiol 1984；4：715.)
(片山博視. 東京女子医科大学雑誌 1990；60：69.)
(Banerjee A, et al. J Am Coll Cardiol 1994；23：514.)

カテーテル検査による圧波形：1

ゼロ点

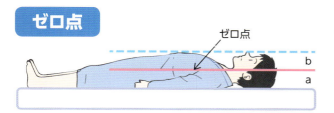

a：ゼロ点較正：胸の高さの中点をゼロ点とし，トランスデューサーの高さを正確にゼロ点に合わせる（a = b）
b：検査途中，機械的なずれ（ドリフト）の発生が疑わしいときは，再調整が必要

> **Point**
> マイナスの平均心房圧が記録されたときは，再調整

圧力計測システム（fluid-filled システム）による波形

実際の心血管内圧の変化を電気信号に変換し波形として表現するには，適度な damping（反応をにぶらせること）が必要。damping が足りないと（underdamping）圧力変化が過大となり，"オーバーシュート" やその反動として "反響" が，一方多すぎると（overdamping）なまった波形となり正しい圧を読むことができない。

心内圧が波形表示されるまでの過程

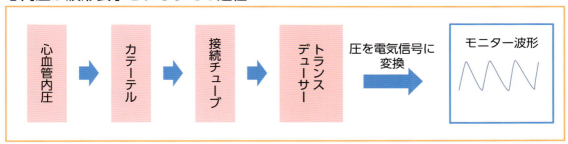

overdampingの原因：気泡，血栓，細いチューブ，柔らかいチューブ，接続の緩み
underdampingの原因：硬いチューブ，長いチューブ，高心拍出量状態，非常に小さい気泡

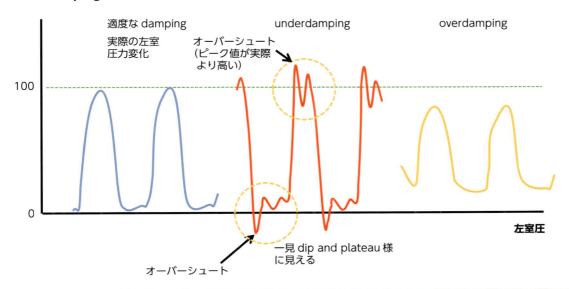

カテーテル検査による圧波形：2

呼吸との関係

心内圧は胸腔内圧変動に伴い変化するので，その影響の少ないところで計測
→ 自発呼吸では呼気で計測
→ 陽圧呼吸では間欠期に計測

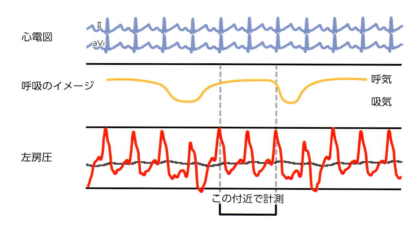

例：自発呼吸と左房圧の変動

Point
年長児では，平静な呼気で記録

心室拡張末期圧はどこで測る？

心室拡張末期圧は房室弁が閉じ，同時に心室圧が等容収縮期に入り急速に上がる瞬間の圧であり，心房収縮による圧上昇（a波）終了後に急速に圧が上昇するポイント（Cポイント）である．Cポイントがはっきりしないときは，心電図のR波（最大振幅部分）で読む．QRSの開始時ではない．

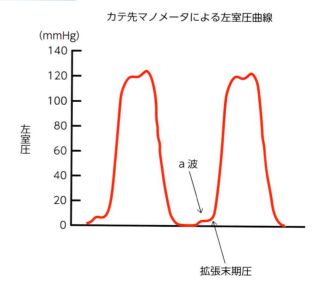

カテ先マノメータによる左室圧曲線

カテーテルを挿入しにくい場合の左房圧，肺動脈圧推定法

楔入圧（wedge pressure）の応用

endhole カテーテルを他の流入や流出血管のない毛細管直前まで進め，血流もない状況（wedge）では，毛細管手前の圧力と毛細管反体側の圧力が平衡し，毛細管反対側の圧を測定することが可能となる。

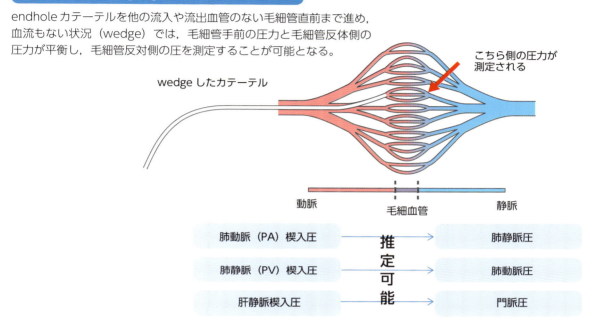

測定上の注意点

1. 肺動脈楔入圧を左房圧の代用とするとき

①	カテーテルが wedge していることを確認し（左房様の圧波形，十分酸素化された血液が引ける，肺動脈平均圧より低い圧が記録されている），正しく計測する
②	肺血管抵抗が高いと左房圧（肺静脈圧）を overestimate する
③	肺静脈左房間に圧差があれば，左房圧でなく肺静脈圧の測定となる
④	時相が左房圧よりやや遅れるため，左室圧との同時圧により左房面積を計算するときは，圧較差が高めに計測される可能性があることに注意する

2. 肺静脈楔入圧を平均肺動脈圧の代用とするとき

平均肺動脈圧が低いとき（18mmHg 以下），比較的正確に平均肺動脈圧を推定可能
(Mori Y, et al. Am J Cardiol 2003；91：772.)

マイクロカテーテルの使用

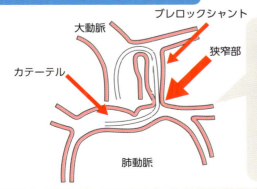

狭窄のあるブレロックシャントなどを経由して通常のカテーテルを肺動脈へ挿入すると，内腔を狭少化し，肺動脈圧が実際より低く計測されてしまう。きわめて細いマイクロカテーテルにより計測を行うと，カテーテル挿入による圧力低下はかなり押さえられる
(Lloyd TR, et al. Am J Cardiol 1990；66：878.)

心拍出量の求め方：1

1：Fick法

Fick法はカテーテル検査により体血流量，肺血流量を求める便利な方法であるが，誤差要因を知っておく必要がある。

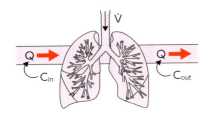

$$\text{出て行く色素の速度} = \text{加えられる色素の速度} + \text{入ってくる色素の速度}$$

$$Q \times C_{out} = Q \times C_{in} + \dot{V}$$

$$Q = \frac{\dot{V}}{(C_{out} - C_{in})}$$

Q：流量　C_{in}, C_{out}：色素の濃度
$\dot{V}$：加えられる色素の速度

色素を酸素に置き換えると下記式1となる

検査中定常状態での実測が望ましいが，酸素消費量は，麻酔状態，体温，体動などにより大きく変化しやすく，実際は困難。年齢，性別，心拍数による正常値表（LaFarge：3歳以上のみ）を用いることが多いが誤差要因となる

(LaFarge CG, et al. Cardiovasc Res 1970；4：23.)
(Rutledge J1, et al. Am Heart J 2010；160：109.)

$$\text{体血流量}(L/min/m^2) = \frac{\text{酸素消費量}(mL/m^2 \cdot min)}{\text{大動脈血酸素含有量} - \text{混合静脈血酸素含有量}} \times 10 \quad \cdots\text{式1}$$

酸素含有量（mL/dL）＝
ヘモグロビン濃度(g/dL) × 酸素飽和度(%) × 1.36(係数) ＋ $po_2 \times 0.003$
　　　　　　（ヘモグロビン結合部分）　　　　　　　　　　　　（溶存酸素）

臨床上は溶存酸素は通常無視できるので，溶存酸素の項は無視してよい。しかし，酸素負荷テスト中などpo_2が著しく高い場合は$po_2 \times 0.003$を計算に加える必要がある。

※酸素消費量＝160mL/min/m²，ヘモグロビン＝11.5g/dL，混合静脈血酸素飽和度80％での計算例

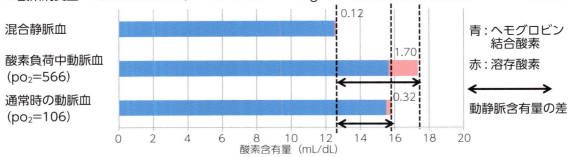

酸素負荷中は通常時に比較し，溶存酸素の量が非常に大きくなり，計算上無視してはいけない

心拍出量の求め方：2

2：Fick法

混合静脈血酸素飽和度の決定について

ASDがある場合や複合心奇形，静脈系の異常がある場合など，心内シャントがあり体静脈血がmixされるchamberはない場合で，体血流量を求めるにはカテデータをよく吟味して混合静脈血酸素飽和度を決定する必要がある。

①：体静脈系の酸素飽和度に関する一般的傾向

・安静時の下大静脈は上大静脈より高い
・肝静脈は高い
・腎静脈は高い
・冠状静脈は低い
・安静時の上大静脈に比較し麻酔中の上大静脈は低い
・心房中隔欠損があるとシャント血流は主に下大静脈へ向かう

②：混合静脈血酸素飽和度（MVO_2）計算法の例

① $MVO_2＝（3×上大静脈＋下大静脈）/4$
② $MVO_2＝上大静脈$

などの方法がある。なお心房中隔欠損がある場合は上大静脈単独の値を用いるのが一般的

(Flamm MD, et al. Am J Cardiol 1969；23：258.)

心房へ流入する血管，血流

無名静脈
上大静脈
冠静脈
肝静脈
下大静脈
腎静脈

心拍出量の求め方：3

熱希釈法およびその他の方法

①熱希釈法（Thermodilution：TD）

原理はFick法と同じ。専用のカテーテルを用い，冷水を近位の孔より血管内に注入，カテーテル先端のサーミスターで血液の温度変化を測定し，心拍出量を算出する。

横軸：時間，
縦軸：温度変化

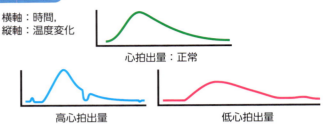

Fick法と熱希釈法の比較	熱希釈法	Fick法
心内シャントがある場合	不正確になる	使用可能
三尖弁閉鎖不全，肺動脈弁閉鎖不全，脈の不整などがある場合	不正確になる	使用可能
低心拍出量の場合	過大評価の傾向がある	比較的正確に評価可能
mixing chamberがない場合	不正確	混合静脈血の選び方，計算法に工夫を要する
テクニカルな誤差要因	注入冷水の温度，量などによる誤差が大きい	酸素消費量値に誤差要因あり

➡ 心奇形の評価ではFick法を用いることが多い

②心室容積から求める方法

この方法は，血管造影でも超音波検査法による心室容積計測値によっても可能である。

（拡張末期容積－収縮末期容積）× 心拍数 ＝ 心拍出量

この考え方を応用すると，僧帽弁逆流や大動脈弁閉鎖不全などにおける逆流量の定量が可能である（逆流分画）。

例：僧帽弁閉鎖不全における逆流分画算出への応用

A：Fick法，熱希釈法，ドプラエコーなどにより求めた体血流量／心拍数

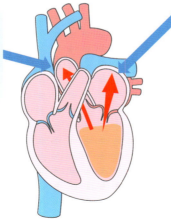

C：僧帽弁逆流量

B：心室造影または断層エコーによる容積計測から求めた左室の一回拍出量

AおよびBを求めると
　C＝（B－A）であることより
$$RF = \frac{B-A}{B}$$
から 逆流分画（RF）が算出される

③ドプラエコーによる計算方法

左室流出路または大動脈弁部位の径および血流パターンの時間積分から心拍出量を算出することも可能である（p41 参照）

肺循環動態評価の重要な指標

肺血流量，肺体血流量比，肺血管抵抗の評価：1

$$肺体血流量比 = \frac{大動脈血酸素含有量 - 混合静脈血酸素含有量}{肺静脈血酸素含有量 - 肺動脈血酸素含有量}$$

誤差の大きい酸素消費量値に依存しない指標であることが特徴 → 体血流量とのバランスの指標として有用

$$肺血管抵抗(Rp)(Wood 単位・m^2) = \frac{平均肺動脈圧 - 平均左房圧（mmHg）}{肺血流量（L/min/m^2）}$$

肺血管抵抗の定量的指標として，非常に重要な指標

注意
一側肺動脈分岐部狭窄などがあると，左右の肺血流のアンバランスが起こり，肺血管抵抗上昇につながる。

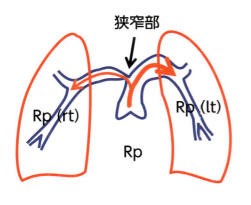

左右肺動脈の酸素飽和度は等しいが，圧力が異なる場合の肺血管抵抗値の計算法 →

1) Fick法により左右合計の肺血流量を求める
2) 肺血流シンチグラフィーにより左右の血流バランスを求め，左右各々の肺血流量を求める
3) 左右各々の肺動脈圧を用いて，それぞれの肺血管抵抗値を求め，下記の式より並列抵抗として総肺血管抵抗値を求める

$$\frac{1}{Rp} = \frac{1}{Rp(rt)} + \frac{1}{Rp(lt)}$$

Rp：総肺血管抵抗値
Rp (rt)：右肺血管抵抗値
Rp (lt)：左肺血管抵抗値

総論 ▶ ❸ 心臓カテーテル検査および超音波検査

肺循環動態評価の重要な指標

肺血流量，肺体血流量比，肺血管抵抗の評価：2

> **注意**
> ①体肺側副路が多かったり，②大静脈→肺静脈短絡が存在するとFick法による肺血流量の計算は困難となる。

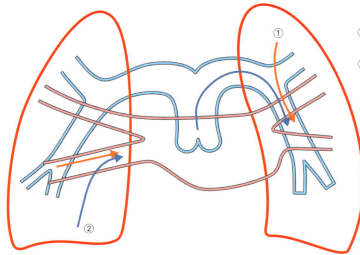

①体肺側副路：内胸動脈，肋間動脈などから肺動脈へ流入する動脈系の側副血管。
②大静脈肺静脈側副路：上下大静脈などから肺静脈への側副路。FontanやGlenn術後にしばしば見られる。

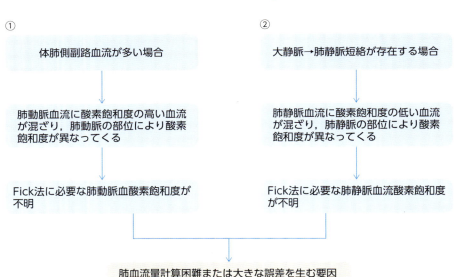

> **Point**
> Blalockシャントや動脈管血流により，左右肺動脈の酸素飽和度が異なる場合も，①と同様の理由で肺血流量は計算困難または大きな誤差が生じる。心室容積データが参考になることがある。

心室容積の計測法：1

心室容積の計測は，容量負荷や心筋障害などによる拡張の程度，駆出率の算出，心室低形成の程度などを定量的，また経時的に評価するうえで非常に重要である。

area - length法

小児では血管造影，断層エコーともに左室容積の計測に用いられる。左室形態を回転楕円体と仮定する。

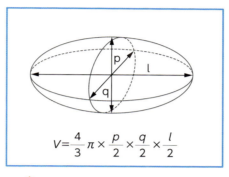

$$V = \frac{4}{3}\pi \times \frac{p}{2} \times \frac{q}{2} \times \frac{l}{2}$$

血管造影による左室容積計測
二方向心室造影より求める

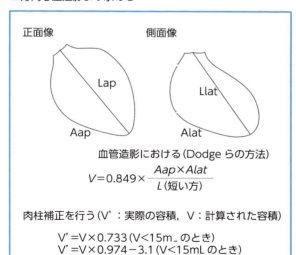

血管造影における（Dodge らの方法）

$$V = 0.849 \times \frac{Aap \times Alat}{L(\text{短い方})}$$

肉柱補正を行う（V'：実際の容積，V：計算された容積）

$V' = V \times 0.733$（V<15mL のとき）
$V' = V \times 0.974 - 3.1$（V<15mL のとき）

（木全心一, ほか. 心機能の臨床. 中外医学社, 1981, p65.）
（Graham TP Jr, et al. Circulation 1971；43：895.）

断層エコーによる左室容積計測
左室短軸断面積と左室の長さから求める

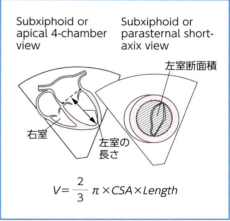

$$V = \frac{2}{3}\pi \times CSA \times Length$$

詳細は，p34 参照

心室容積の計測法：2

Simpson法

小児では血管造影では右室に，断層エコーでは左室に，MRIでは右室，左室に用いられる。

血管造影による右室容積計測

正側2方向造影により，10分割した各面の前後径および横径を計測し，各々を楕円として面積計算を行い，いわゆるSimpson積分を行って容積計測を行う。左室の場合同様，補正が必要で，V'＝V×0.649である（V'：真の右室容積，V：補正前の容積）。

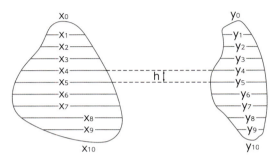

$$V = \frac{\pi}{3} \cdot h \left[\frac{1}{4}(x_0y_0 + x_{10}y_{10}) + (x_1y_1 + x_3y_3 + \cdots + x_9y_9) + \frac{1}{2} + (x_2y_2 + x_4y_4 + \cdots + x_8y_8) \right]$$

$$V' = 0.649 \times V$$

(Graham TP Jr, et al. Circulation 1973 ; 47 : 144.)

断層エコーにおける左室容積計測

左室短軸形態を楕円と仮定し，左室四腔断面像腔および二腔断面像から心室を20程度の円柱に分割し，Simpson法（disk summation法）により楕円柱の合計として左室容積を求める。本法は成人ではしばしば用いられる。

小児における本法の有用性，再現性に関する報告は少ない（p34参照）。

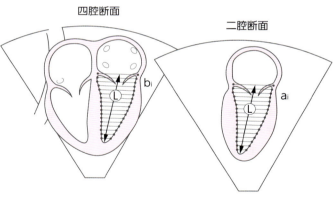

$$V = \pi_4 \times \sum_{i=1}^{N} a_i \times b_i \times L/N$$

> 右室は複雑な形態であるにもかかわらず，それぞれの断面は前後径と横径による楕円であるとの大胆な仮定が用いられていることに注意が必要である。

今後は，前述のarea-length法や本項のSimpson法のような心室形態についての仮定を必要としない，3Dエコー法やMRI法などによる計測が期待される。

心室容積の体格を考慮した評価法と容積評価の意義

小児での心室容積評価は，体表面積に対する正常値曲線を用いて対正常％値で評価する。心室造影により求めた小児の正常値が多数報告されている。

血管造影による左室容積正常値曲線：5編の論文報告の比較

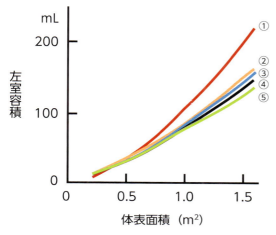

左室容積と体表面積とはいずれの報告においても下に凸の曲線相関関係となっている。なお，体表面積との相関係数は高い

→ 左室容積は体表面積により回帰する方法が広く用いられている

(Nakazawa M, et al. Circulation 1976；53：884.)

用いる正常回帰式による評価結果の違い

上図，④の正常値曲線により，対正常100％と評価された例を，他の正常値曲線を用いて計算したときの対正常％値。

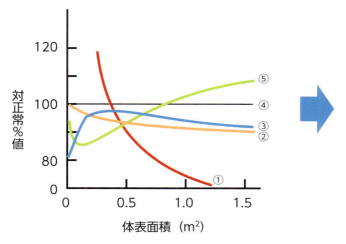

1. 用いる正常値曲線により評価結果には誤差が生ずる
2. 二つの正常回帰式による評価値の関係も，体表面積により過大になったり過小になるなど結果が大きく異なってくる
3. これらは心室容積定量評価精度の限界と考えられる

(青墳裕之，ほか. 小児循環器学会雑誌 2003；19：421.)

―口メモ―

カテーテル検査または超音波検査により得られた心室径，弁輪径，血管系，断面積など多くの計測値に対し，体表面積を関数とした正常値曲線が多数報告されている。これらを用いて対正常％値またはz-スコアなどにより小児の体格に対して計測値を評価することが非常に重要である。

超音波法による一次元的計測：1

超音波検査法における空間分解能の特性

① M-モード法は空間距離分解能，時間分解能が高く，その特性を生かすことにより精度の高い計測が可能である。
② Bモード法における解像度には，超音波ビームに沿った方向の「距離分解能」，ビームに直行する方向の「方位分解能」があり，後者が劣る。よってトランスデューサーの位置を工夫し，二点間の距離は深さ方向で計測することが望ましい。

エコーの性質

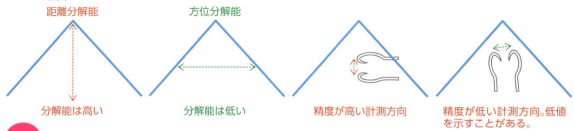

> **注意**
> Bモードでは距離分解能に比較し方位分解能は劣る。トランスデューサーの位置を工夫し，計測は深さ方向で行うことが望ましい。

左室径，中隔および後壁厚など

計測法
小児では左室短軸像によるBモード法での計測も可能だが，Mモード法は，より空間分解能および時間分解能において優れている

計測項目
左室径，後壁厚，心室中隔厚など（いずれも拡張末期，収縮末期）

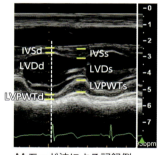

Mモード法による記録例。
（IVS：心室中隔，LVD：左室径，LVPWT：左室後壁厚）

> **注意**
> 左室拡張末期径や駆出分画（Fractional shortening）による左室の評価は左室短軸形態が全心周期にわたり円形であることが大前提である。

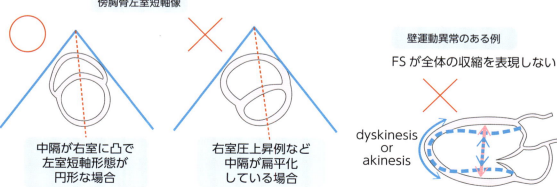

超音波法による一次元的計測：2

血管径，弁輪径など

検者内，検者間誤差が最小となるよう，断面や心時相などを一定として計測することが重要である。

例1　三尖弁，僧帽弁弁輪径（左右方向）

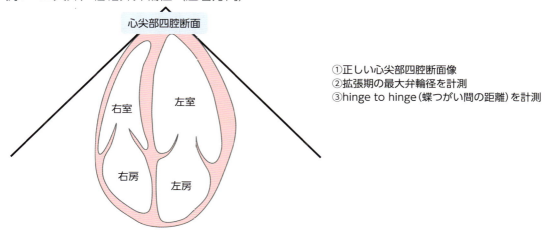

① 正しい心尖部四腔断面像
② 拡張期の最大弁輪径を計測
③ hinge to hinge（蝶つがい間の距離）を計測

例2　大動脈弁輪径，大動脈径，肺動脈径，肺動脈弁輪径など

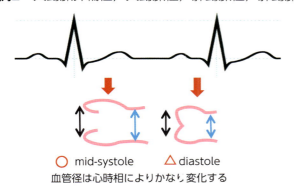

① mid-systole（最大径）で計測する。ただし評価において論文の正常値を使用する場合は，原著を確認し，計測方法（特に時相）を同一にすることが必要である。
② 以前はエコーの解像度が悪かったためleading-edge to leading-edge（トランスデューサーに近い側の濃淡差発生部分間の距離）で計測したが，現在では機器の解像度が改善したため，inner-edge to inner-edgeでも差がないとされている。

(Lopez L, et al. J Am Soc Echocardiogr 2010 ; 23 : 465.)

一口メモ

M-モード法による左室径や壁厚計測などから推定される一歩進んだ血行動態評価指標
1) 左室収縮の STRESS-VELOCITY 関係による分析（p20 参照）
　　　　　　　　　　　　　　　　　(Colan SD, et al. J Am Coll Cardiol 1984 ; 4 : 715.)
2) 左室求心性肥大の程度からみた左室圧の推定法：Glanz の方法
　　　　　　　　　　　　　　　　　(Glanz S, et al. Am J Cardiol 1976 ; 38 : 620.)

参照：収縮期負荷（圧負荷）への心室の反応（p9）

超音波断層法を用いた小児における左室容積の正常値

超音波エコー法による左室評価に関しては，一次元的計測は制約や誤差が大きいため，二次元的計測による評価が推奨されている。左室短軸像による断面積と左室長計測を組み合わせ area-length 法により容積を計測する方法は正常値も報告され，臨床応用可能である。

(Sluysmans T1, et al. J Appl Physiol 2005；99：445.)
(青墳裕之，ほか．日本小児科学会雑誌 1991；95：97.)

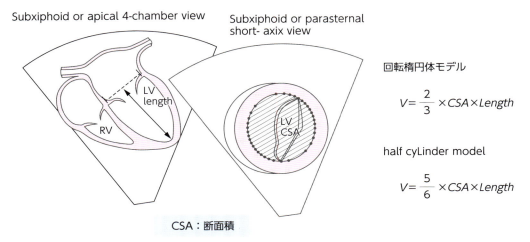

(Wyatt HL, et al. Circulation 1980；61：1119.)

小児における二次元的計測（断層エコー）を用いた area-length 法による左室容積計測

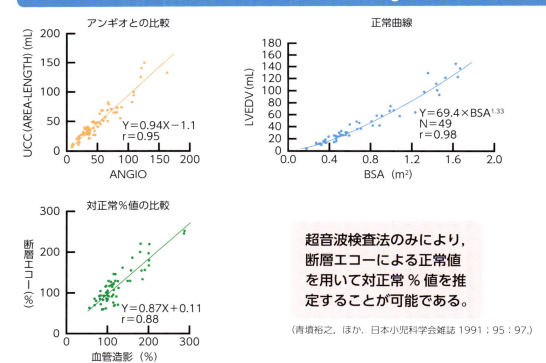

超音波検査法のみにより，断層エコーによる正常値を用いて対正常％値を推定することが可能である。

(青墳裕之，ほか．日本小児科学会雑誌 1991；95：97.)

ドプラを用いた血流速度からの圧差推定

簡易 Bernoulli（ベルヌーイ）式

$$\Delta P = 4 \times (V_2^2 - V_1^2)$$

ΔP＝狭窄前後の圧較差（mmHg）
V_2＝狭窄後の流速（m/sec）
V_1＝狭窄前の流速（m/sec）

特に V_1 が V_2 と比較して小さく（遅く）無視できるときは，V_1 を無視して

$$\Delta P = 4 \times V_2^2$$

ポイント①

式が成り立つのは狭窄形態がオリフィス型で流れの剥離が起こる場合（p16参照）。他の形態では過大評価となる。

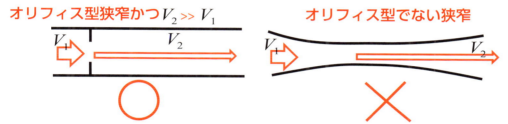

式が成り立つタイプ	過大評価しやすいタイプ
半月弁狭窄（瞬時圧較差），半月弁逆流	isthmus narrowing，低形成大動脈弓など
房室弁逆流による心室心房圧較差	大動脈弁上狭窄，閉塞性肥大型心筋症
VSDシャント流速（心室間圧較差）	右室漏斗部狭窄
動脈管シャント流速（大動脈肺動脈圧較差）	肺動脈枝末梢狭窄
	僧帽弁狭窄（V_2 に比較し V_1 を無視できない）

ポイント②

V_1 が V_2 と比較して小さく（遅く）無視できないと過大評価となる。

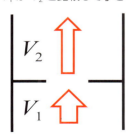

僧帽弁狭窄などでは V_1 と V_2 の差が少なく，過大評価となることがある。

例：V_2＝2m/sec，V_1＝1m/sec で，圧差16mmHg と推定すると過大評価となる。

ポイント③

多方向（多数のウィンドウ）から流速を計測し，また連続はドプラも併用して，計測された最大値を使って圧較差を計算する。

総論 ▶ ❸ 心臓カテーテル検査および超音波検査

大動脈弁狭窄，肺動脈弁狭窄

圧較差の比較

心臓カテーテル検査とドプラ検査では測っている圧較差が異なる。経時的比較や重症度評価基準（ガイドライン）との比較などにおいては，どの計測法による計測項目か注意が必要である。

臨床では次の3種の圧較差がしばしば用いられる。
① peak to peak 圧較差
② 最大瞬時圧較差
③ 平均圧較差

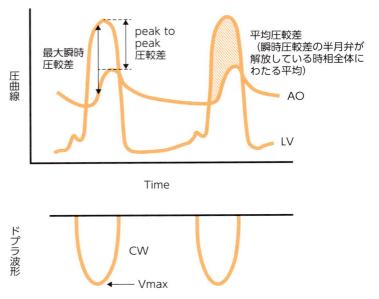

ドプラ波形では，瞬時最大圧較差が最大のとき，流速がピークとなる。

検査法別の評価項目の比較

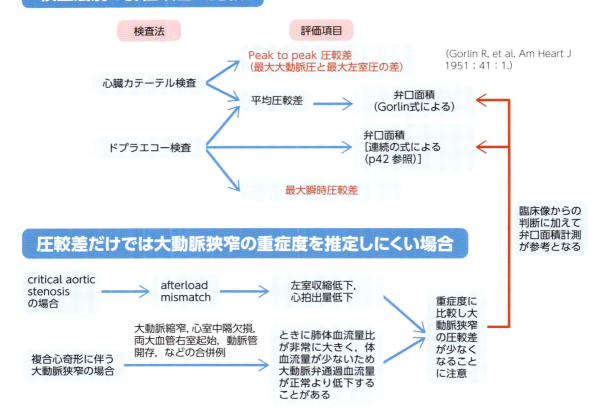

(Gorlin R, et al. Am Heart J 1951；41：1.)

TEI index（myocardial performance index：MPI）

$$MPI = \frac{a-b}{b} = \frac{ICT+IRT}{ET}$$

収縮拡張の両要素を含んだ総合的な心室機能の指標

※略号は，計測法1の項参照

利点
- 右室のようにジオメトリーが複雑でも評価可能
- 計測が簡便
- エコーの見えにくい患者でも評価できることが多い
- 心拍数の影響小さい
- ICT，IRTも計測可能

基本的には
収縮障害 → ICT↑，ET↓でMPI↑
拡張障害 → IRT↑でMPI↑

欠点
① 負荷の影響を受ける
　充満圧（右房圧や左房圧）が高いとIRT↓，後負荷が大きいとET↓
　→心機能が悪いのに，MPIが↓となってしまう。
② 収縮機能，拡張機能別個の評価ではない

計測法1

血流ドプラ法：房室弁流入波形と半月弁駆出血流を別に記録し計測（＝心拍数の変動に注意）

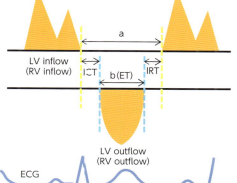

ICT: 等容収縮時間
IRT: 等容拡張時間
ET: 駆出時間
- パルスドプラ計測の場合，房室弁閉鎖から同解放までの時間
- 房室弁逆流の持続時間でもよい

（Tei C, et al. J Am Coll Cardiol 1996；28：658.）

計測法2

組織ドプラ（p38 参照）により 1心拍の記録で計測可能。簡便

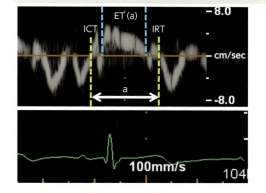

三尖弁外側で計測し右心不全の評価に

（Cantinotti M, et al. J Am Soc Echocardiogr 2013；26：126.）

注意
正常値は右室と左室，年齢，計測法により異なる。

組織ドプラの有用性

組織ドプラ

通常のパルスドプラのセッティングを変えて，心構造がドプラビーム方向に動く速度を表示したもの

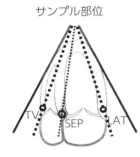

サンプル部位

TV：三尖弁輪
SEP：中隔側僧帽弁輪
LAT：側壁僧帽弁輪

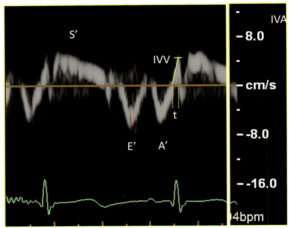

心室中隔側僧帽弁輪組織ドプラ波形

S'：収縮期波
E'：拡張早期波
A'：心房収縮期波
IVV：ピーク等容収縮速度
t：流速0からIVVまでの時間
IVA：isovolumic accerelation（等容収縮期流速加速度）=IVV/t

①弁輪部の拡張早期波の速度（E'）と左室流入血流速度（E）の比率：E'/E

(Nagueh SF, et al. Circulation 1998；98：1644.)
(Ommen SR, et al. Circulation 2000；102：1788.)

拡張能を評価できる指標E'
① E'（弁輪部運動の拡張早期流速）→左室弛緩能の指標。弛緩能低下により減高する。
② E（左室早期流入血流）の流速　→左室弛緩能低下で減高する。左室充満圧が上昇すると増高する。

→ E'/Eは左室充満圧の指標となる ○

利点と欠点
① 心室の形態に影響を受けにくい指標。TOF 術後，単心室などでも評価の参考となる ○
→ ② 局所の異常は反映しないので，心室全体の機能を表せない（右室流出路の異常などが反映されない） ✕
③ ビーム方向（長軸方向）の心筋の動きしか評価できない（円周方向の代償などが反映されない） ✕

②等容収縮期流速の加速度（IVA）：isovolumic accerelation

(Roche SL, et al. J Am Coll Cardiol 2011；57：1100.)

前負荷や後負荷の影響の少ない収縮機能指標 ○

→ 正常値の幅が広い，心拍数依存性がある，計測の再現性があまりよくないことが指摘されている ✕

③TEI index
一回の計測で評価可能（p37参照）

超音波検査による右室圧，肺動脈圧評価

多角的に評価，計測し総合的に右室圧および肺動脈圧を推定する。
なお，心電図や理学所見との整合性にも注意して判定することが重要である。

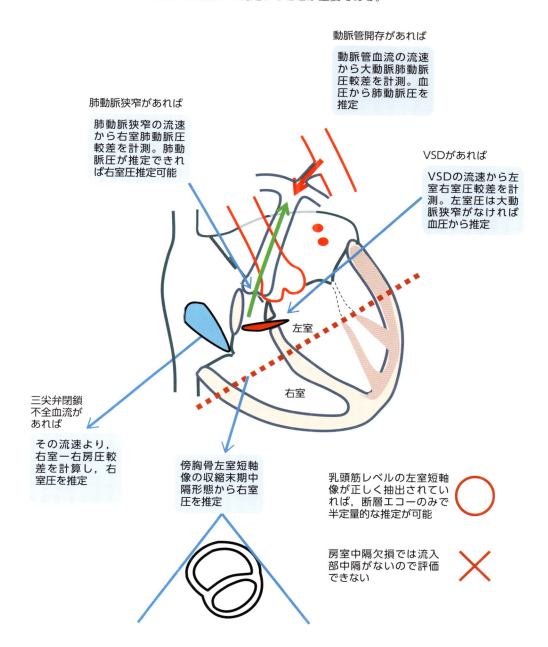

下行大動脈血流パターン

下行大動脈血流パターンについてのチェックは有用である。

正常例

腹部大動脈

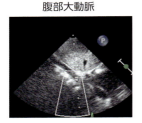

横隔膜通過付近の下行大動脈血流を観察

正常では収縮期には急速に立ち上がり，基線に戻る。拡張早期に短時間逆流が見られることがあるが，拡張期全般にわたる有意な血流はない。

異常パターン①

拡張期全般にわたる前方血流持続

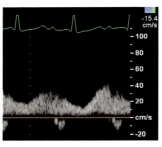

拡張期全般にわたり，近位大動脈と腹部大動脈に圧較差があり，拡張期にも前方流がある。また，収縮期の血流速度の立ち上がりが遅い。

大動脈縮窄合併例に特徴的なパターンであり，coarctation patternとよばれる。

異常パターン②

拡張期全般にわたる逆流持続

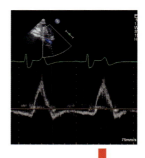

拡張期全般にわたり，近位大動脈から出ていく血流があるため，腹部大動脈の血液が逆流している。

coarctation patternの成因

大動脈縮窄症の上行および下行動脈圧シェーマ

大動脈縮窄部ドプラ血流

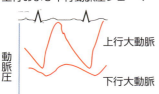

考えられる原因
① 動脈管開存症，大動脈肺動脈窓
② 太いBlalockシャント
③ 体肺側副路
④ 上半身の動静脈瘻
　➡以上いずれも短絡量が多い場合
⑤ 重度の大動脈閉鎖不全

・拡張期全般にわたり上行大動脈圧が下行大動脈圧より高く，常に前方流がみられる
・下行動脈圧は血流の立ち上がりがなだらか

> **注意**
> 大動脈縮窄があっても太い動脈管があるとcoarctation patternにはならない。

ドプラエコーを用いた流量計測

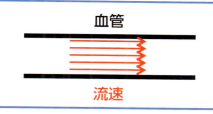

断面積も流速も一定であれば

$$\text{Flow} = \text{CSA} \times \text{Velocity}$$

（CSA：断面積）

臨床では，①流出路径または弁輪径（d），②パルスドプラパターンから算出した一心拍分の流速の積分（time velocity integral: TVI）および③心拍数から算出する。

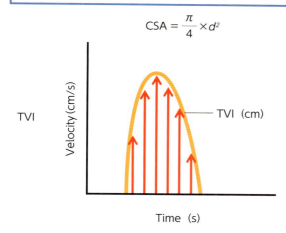

$$CSA = \frac{\pi}{4} \times d^2$$

$$SV = TVI \times CSA$$

$$\therefore CO = SV \times HR$$

CSA：断面積, d：血管または弁輪径,
CO：心拍出量, SV：一回拍出量
HR：心拍数

誤差要因

①特に血管の細い小児例では，径の測定誤差が大きくかつその2乗で誤差が拡大される。

②拍出に伴い一心拍内でも血管径は変化しているが，ワンポイントの計測径で変化する径を代表している。

③血管内の流速分布はフラットタイプとは限らず，血管内の部位により異なることもある（例：放物線タイプ）。パルスドプラによる関心領域部分で記録された流速を血管内全体の平均流速と仮定している。

もし d=4mm を 4.5mm と計測すると，COは1.56倍になってしまう。

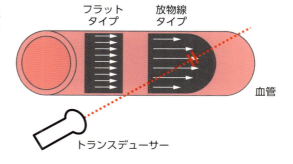

臨床での使い方

心拍出量など流量の絶対値の計測では誤差が大きいが，薬物負荷，酸素負荷への短時間での反応を計測するような場合は有用である。
すなわち，血管径を一定とし，肺動脈血流あるいは大動脈血流の変化のみを定量するのであれば血管径測定の誤差要因を減らすことが可能である。

連続の式：continuity equation

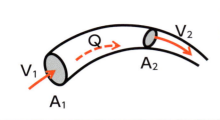

管内の流量（Q）が一定であれば、断面積（A）×流速（V）は管内のどこでも等しい。

$$A_1 V_1 = A_2 V_2 = Q \quad \cdots \text{連続の式}$$

（Q：流量、A_1, A_2：断面積、V_1, V_2：流速）

心内にも肺内にも一切シャントがなければ、連続の式からそれぞれの弁部位で計測した断面積（A）×流速（V）はすべて等しい。よって理論的には超音波法計測による**断面積×TVI＝一回拍出量**はすべて等しくなる。その差はシャントや逆流量の計算に役立つが誤差も大きい（p41 参照）。

TV　　PV　　MV　　AV
三尖弁　肺動脈弁　僧帽弁　大動脈弁

臨床における連続の式の応用例

例①：僧帽弁閉鎖不全における逆流分画の計算
（MV CSA×MV TVI）－（AO CSA×AO TVI）＝ MR_{VOL}
MR_{VOL} /（MV CSA×MV TVI）＝Regurgitant fraction

MR_{VOL}：一回逆流量　Regurgitant fraction：逆流分画

例②：大動脈弁狭窄における弁口面積の計算
左室流出路の波形および断面積を計測、さらに大動脈弁の流速を計測

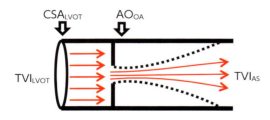

左室流出路の波形（TVI_{LVOT}）、断面積（CSA_{LVOT}）、大動脈弁の流速（TVI_{AS}）から狭窄弁の弁口面積（AO_{OA}）を計測。

$$CSA_{LVOT} \times TVI_{LVOT} = AO_{OA} \times TVI_{AS}$$

$$\therefore AO_{OA} = \frac{CSA_{LVOT} \times TVI_{LVOT}}{TVI_{AS}} = \text{大動脈弁弁口面積}$$

➡ この方法は、成人では大動脈弁狭窄の重症度判定にしばしば用いられる。

僧帽弁狭窄重症度の評価

超音波検査による評価法

① 心房中隔の右房側へ凸の彎曲形態から左房圧の上昇程度を評価。

② 僧帽弁サイズ評価（僧帽弁弁輪横径，縦径を計測し，対正常値％値，または z-score を用いて評価）。

③ 左室流入ドプラ波形の評価
 a. 記録法：カラードプラも参考に入射角度を最小にして"流速が最大"となる記録を行い計測する。
 b. 平均圧較差（瞬時圧較差の平均。適用上の注意点は p35 参照） ○
 c. pressure half time は成人での経験値による弁口面積推定であり，小児では意義は不明。 △
 d. 最大流速。瞬時最大圧較差の推定 △
 e. 通過血流量がわかれば連続の式により弁口面積計測も可能。 ○

④ 肺高血圧の評価

CW法（連続波ドプラ）法 ○
PW法（パルスドプラ法）×

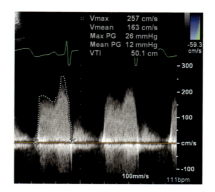

心臓カテーテル検査による評価法

① 圧較差と弁口面積

肺動脈楔入圧と左室圧の同時圧 → 左房（PAW）左室平均圧較差

Fick 法 → 僧帽弁通過血流量

＋ → Gorlin の式 → 弁口面積

② 注意点：心内短絡がある場合は，肺体血流比，肺血流量，肺血管抵抗値などを算出し，術後（今後）肺血流量がどう変化するかを考慮して狭窄程度，血行動態を評価することが重要である。

肺動脈楔入圧（PAW）および左室同時圧
(Gorlin R, et al. Am Heart J 1951；41：1.)

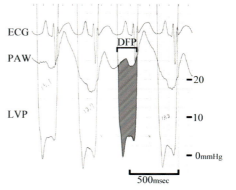

$$\text{平均圧較差} = \frac{\text{グレーの部分の面積}}{DFP}$$

（DFP：拡張期持続時間）

心機能とか血行動態とかどうも難しいし，臨床の役に立たないと思っているあなた！ここを理解しておかないと患者さんのためになりませんよ！

　例えばFallot四徴症術後の左肺動脈狭窄へのカテーテル治療，よく見ますね[1]。日本循環器学会のガイドライン[2]によるとバルーン血管形成術の適応に関して，"分岐部末梢性肺動脈狭窄では健側肺が代償するため圧較差は参考にとどめ（圧較差15〜20mmHg以上）造影による形態，肺血流シンチグラフィ（患側/健側血流0.5未満，ないし35%/65%未満）を勘案して決める"と書かれています。

　では図のような血行動態だったとしましょう。圧較差が15mmHgですし，肺血流比もガイドラインによると治療の適応にあたるでしょうか。皆さんの施設ではこの症例にカテーテル治療を行いますか？

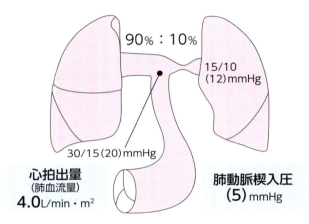

　この症例で左肺動脈の狭窄が解除された場合，どうなるかを考えてみましょう。左肺動脈狭窄が"完全に"解除されれば，左肺動脈の血圧は主肺動脈の血圧と同じになりますね。すると，左右の肺血流比は左右の肺血管抵抗の比の逆数となります。右の肺血管抵抗は$(20-5)/(4\times0.9)$ $=4.2\mathrm{unit}\cdot\mathrm{m}^2$，左の肺血管抵抗は$(12-5)/(4\times0.1)=17.5\mathrm{unit}\cdot\mathrm{m}^2$ですから

狭窄解除後の肺血流比は右：左＝17.5/(4.2+17.5)：4.2/(4.2+17.5)＝81：19

になります。そのときの肺動脈平均圧は両肺の合成抵抗が$(4.2\times17.5)/(4.2+17.5)=3.4\mathrm{unit}\cdot\mathrm{m}^2$（p27参照）ですから肺血流量が変わらず4.0L/min・m²，肺動脈楔入圧が変わらず(5)とすれば，

狭窄解除後平均肺動脈圧＝3.4×4.0＋5＝19mmHg

となります。

　完全に狭窄が解除できても肺血流比は8：2にも至らず，平均肺動脈圧は1mmHg下がるだけという病態です。実際に治療介入するか否かは，他のさまざまな要因を勘案して決定されると思いますが，このシミュレーションなしにディスカッションはできるでしょうか？

---

1) 村上智明，ほか：Fallot四徴症術後の左肺動脈狭窄に対するステント留置：血行動態的改善の予測因子．J Cardiol 2005；45：149．
2) 先天性心疾患，心臓大血管の構造的疾患に対するカテーテル治療のガイドライン（2014年版）
http://www.j-circ.or.jp/guideline/pdf/JCS2014_nakanishi_h.pdf

各論

1. **短絡性心疾患**
   - ①主として左右短絡性心疾患 　　**46**
   - ②主として右左短絡性心疾患 　　**64**
   - ③両方向短絡が存在する疾患 　　**92**

2. **修正大血管転位** 　　**106**

3. **狭窄性心疾患**
   - ①左室流出路狭窄 　　**110**
   - ②右室流出路狭窄 　　**116**
   - ③流入路狭窄 　　**121**

4. **逆流性心疾患**
   - ①房室弁逆流 　　**126**
   - ②半月弁逆流 　　**132**

5. **肺動脈性肺高血圧症** 　　**134**

6. **冠動脈異常** 　　**136**

各論 ▶ 1. 短絡性心疾患 ❶主として左右短絡性心疾患

心室中隔欠損症
ventricular septal defect

心室中隔にある欠損孔を通して左室から右室への短絡があり，肺血流量が増え心肺への容量負荷がある。
病態は欠損孔の大きさに左右され，大欠損例では乳児期に心不全となる。欠損孔の自然閉鎖〜縮小も多い。

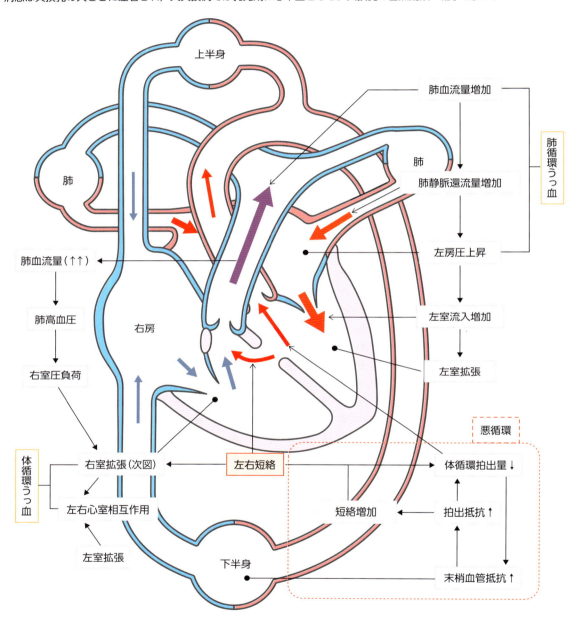

血行動態の特徴
- 欠損孔を通じて収縮期左右短絡があり肺血流量が増加する。
- 出生後2〜3週までは肺血管抵抗が生理的に高いので欠損孔サイズにかかわらず短絡は少ない。

欠損部位による短絡動態の違い

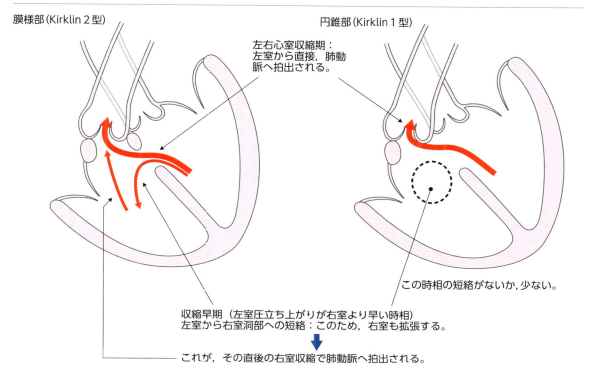

短絡量の規定因子

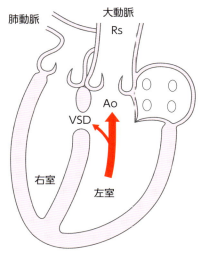

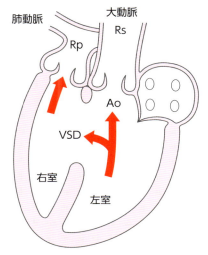

各論 ▶ 1. 短絡性心疾患 ❶主として左右短絡性心疾患

心室中隔欠損症

心室中隔欠損症 + 肺高血圧症での瞬時的な短絡血流

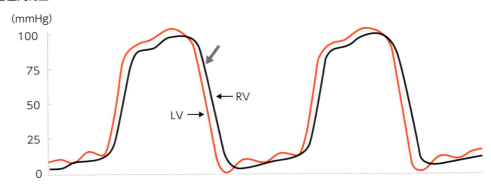

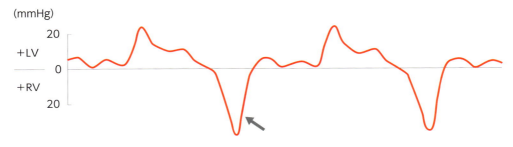

収縮期には左右短絡であるが，拡張早期（→）には逆短絡を生じる。
これは，左室の心周期の時相が右室よりやや早いことによる。

> ### ■■ 疾患の基礎知識
>
> - 心室中隔にある欠損孔を通して左室から右室への短絡があり，肺血流量が増え心肺への容量負荷がある。
> - 分類は，欠損孔の位置によるKirklin分類あるいはSoto分類が一般的。
> - 症状としては，大欠損の場合，生後3～4週間後から多呼吸，体重増加不良が目立ってくる。中欠損以下の場合，同時期でこのような症状は軽いか，ない。
> - 約1/2～1/3の例で自然閉鎖～縮小があり，その傾向は年少児ほど大きい。

術後早期

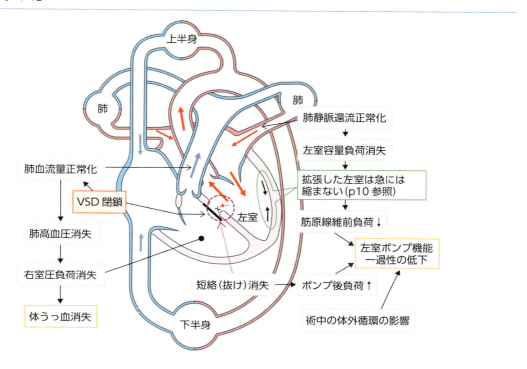

術後早期肺高血圧クリーゼ(PH Crisis)

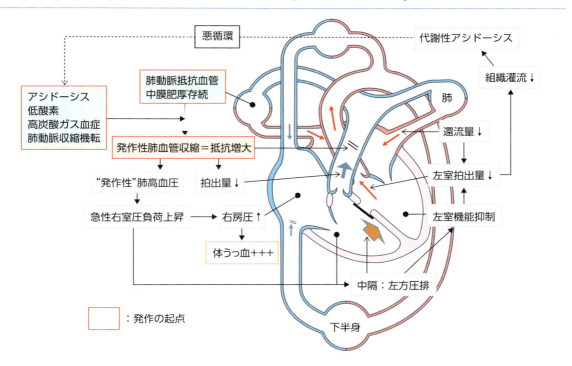

各論 ▶ 1. 短絡性心疾患 ❶主として左右短絡性心疾患

心室中隔欠損症

心室中隔欠損症＋心房間交通（ダブルシャント）

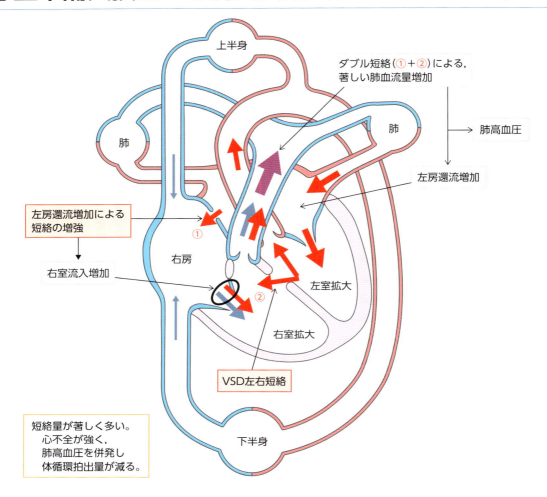

疾患の基礎知識

- 心房中隔欠損単独ならば，乳児期には短絡は少ない（次項）。
- 心室中隔欠損合併によって，早期に肺血流量が増え，左房還流が増えることによって心房間短絡が早期に生じ，重症化する。
- 心房中隔欠損＋動脈管開存でも類似の血行動態となる。

成人の心房中隔欠損症（ASD）で，閉鎖後に「先生，あまりよくならないのですが…」といわれることがある。その裏にはなにがあるのか？

手術前，無症状（NYHA I 度）でも運動能は低下しているが，閉鎖後は正常化する。

ところが，軽度でも症状がある（NYHA II 度）患者では，閉鎖後も運動能は正常以下に留まる。

(Brochu MC, Circulation 2002；106：1821.)

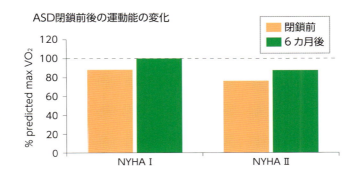

ASD閉鎖前後の運動能の変化

術前に右室機能低下例（右室拡大著明，駆出分画低下）は，正常例に比べて年齢が高い。

それら低下例では，術後（＞6ヵ月）にも機能低下が残る。

(Liberthson et al. Am J Cardiol 1981；47：58.)

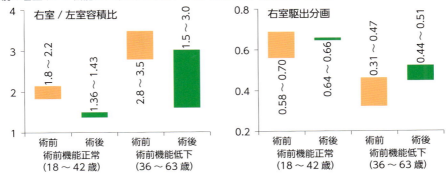

ASD閉鎖前後の右室容積の変化（核医学検査による検討）
術前の右室ポンプ機能が正常の例と，低下していた例での，術前後での比較

> ASDでは，有症状例や，加齢に伴う心機能低下例では，閉鎖後も症状や機能低下が残る。このことが，本コラム冒頭の患者さんの背景にある。適応があれば，待たずに閉鎖術を行ったほうがよい。

各論 ▶ 1. 短絡性心疾患 ❶主として左右短絡性心疾患

心房中隔欠損症
atrial septal defect, secundum defect

心房中隔の欠損孔を通して主に左房から右房へ短絡があり，右心系の負荷から種々の徴候を表す。

二次孔欠損

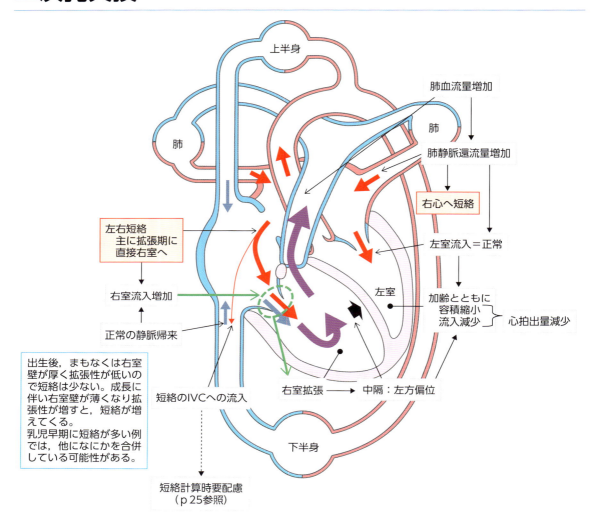

血行動態の特徴

- 欠損孔を通しての左右心房間に短絡を生じ，その量と方向は欠損孔面積，左右心室の拡張性（コンプライアンス）の差，左右心房間圧較差による。
- 欠損が大きいと両心房平均圧は同等になり，心室拡張早期および心室収縮開始時に，右房圧が左房圧を上回る時相があり少量の右左短絡となる。
- 右室拡張容積は左右短絡量に比例して増加する。
- 短絡量は呼吸周期によっても変化する。

術後早期

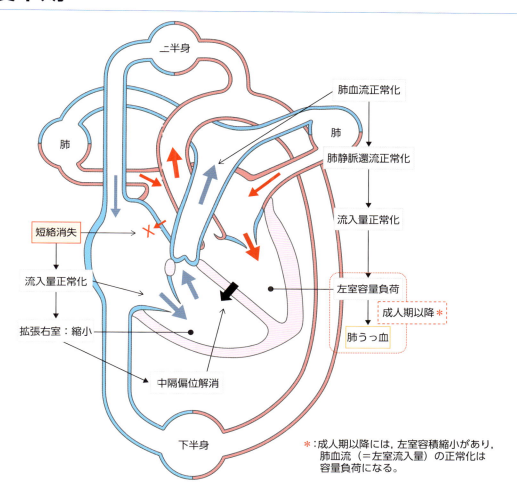

*：成人期以降には，左室容積縮小があり，肺血流（＝左室流入量）の正常化は容量負荷になる。

疾患の基礎知識

- 心房中隔に先天的に欠損孔があり，欠損孔の部位により，①二次中隔型，②一次中隔型，③静脈洞型，④単心房型に分類される。
- 二次中隔型（＝二次孔欠損）は，心房中隔の中央部に卵円窩領域に欠損孔があるものをいう。
- 女性に多く発症する疾患。多くは思春期前後まで無症状で，検診時や偶発的に発見されることが多い。
- 20歳代から徐々に心不全症状や心房性不整脈を表す。

部分肺静脈還流異常
partial anomalous pulmonary venous return

4本の肺静脈のうち1〜3本が，体静脈系に還流する。心房中隔欠損への合併が多い。

右肺静脈が右房に直接還流している例

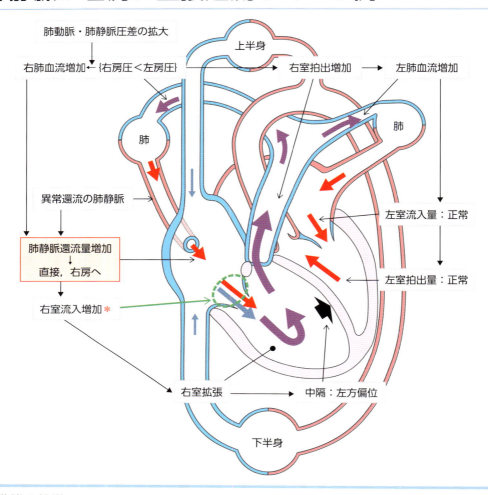

血行動態の特徴
- 右心系の容量負荷は心房中隔欠損と同様である。
- 負荷は異常還流肺静脈の本数や部位，心房中隔欠損の合併の有無や大きさによって左右される。
- 心房中隔欠損と左右心室の拡張性の差によらないので，乳児期から短絡が生じる（*）。

疾患の基礎知識
- 肺静脈の1〜3本が左房に還流せず，右房や上・下大静脈系に還流する。
- 心房中隔欠損の約6〜9％に本症を伴う。
- 症状と兆候および自然予後は，心房中隔欠損と同じ。
- 1本のみの異常還流では負荷は少ない。

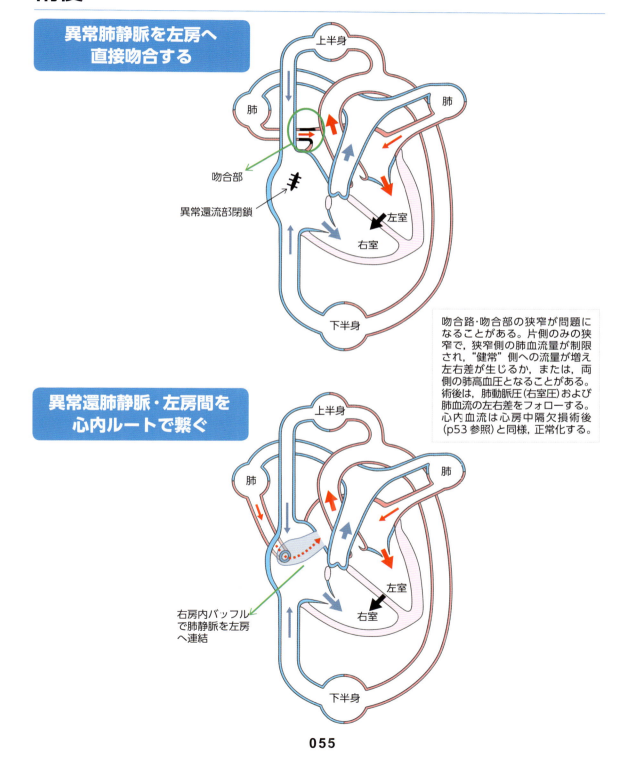

不完全型心内膜床欠損（不完全型房室中隔欠損）
incomplete endocardial cushion defect (incomplete atrioventricular septal defect)

心房中隔一次孔欠損 (primum atrial septal defect)

房室中隔の発生異常に由来し，多数の例で一次孔欠損に加え左側房室弁前尖に裂隙があり，房室中隔欠損部不完全（〜部分）型ともよばれる。

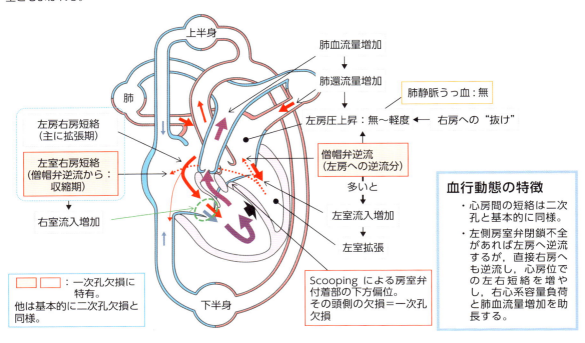

術後

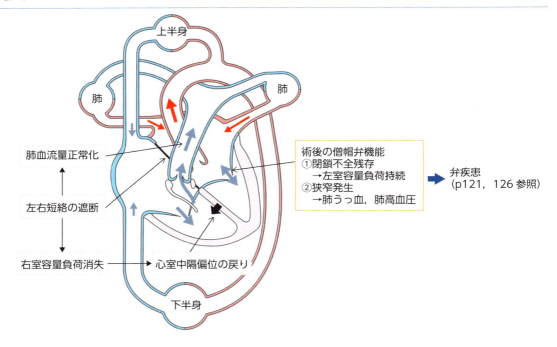

各論 1. 短絡性心疾患 ❶ 主として左右短絡性心疾患　心房中隔欠損症／完全型心内膜床欠損

完全型心内膜床欠損（完全型房室中隔欠損）
complete endocardial cushion defect（complete atrioventricular septal defect）

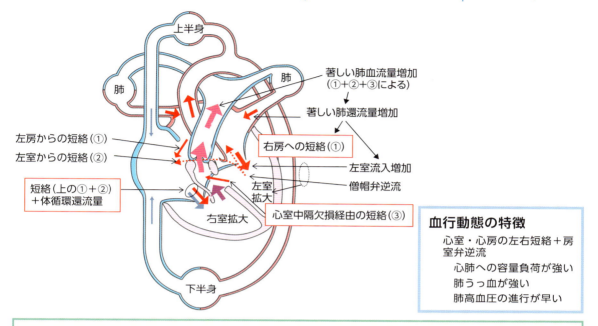

血行動態の特徴
- 心室・心房の左右短絡＋房室弁逆流
  - 心肺への容量負荷が強い
  - 肺うっ血が強い
  - 肺高血圧の進行が早い

■ 疾患の基礎知識
- 心室中隔流入部欠損と房室弁形態異常で，心房中隔欠損（一次孔）と心室中隔欠損および房室弁奇形をもつ。多量の左右短絡と房室弁閉鎖不全で早期に発症する。

術後

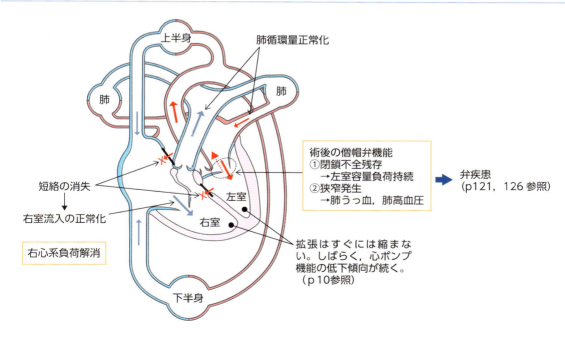

大動脈肺動脈短絡

動脈管開存症
patent ductus arteriosus

胎生期の動脈管が閉鎖せず大動脈肺動脈間の血行路として残存している。

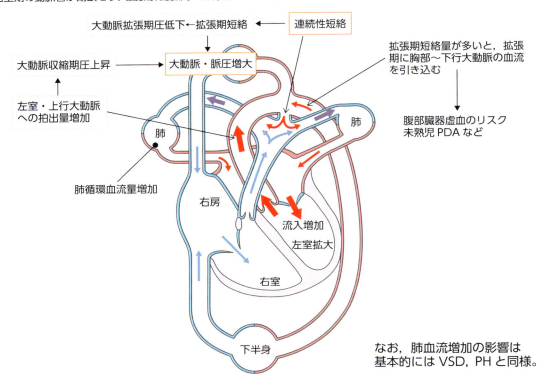

血行動態の特徴

- 動脈管を介して高圧系の大動脈から低圧系の肺動脈へ，収縮期・拡張期を通して連続的に左右短絡が生じ，左房と左室，上行大動脈に容量負荷がかかる。
- 左右短絡の大きさは，①動脈管の太さ（最小径）と長さ，②大動脈と肺動脈の圧較差，③肺血管抵抗と体血管抵抗の差による。

■ 疾患の基礎知識

- 早期産児に発生することが多く，原因は動脈管閉鎖機転の未熟性とされている。
- 症状は短絡の大きさによる。他の肺血流増加疾患と同様。
- 理学的に"machinery"と呼ばれる連続性雑音とbounding pulseが特長的である。
- 女性に多い。

大動脈肺動脈中隔欠損（窓）
atriopulmonary septal defect（aortopulmonary window）

上行大動脈と主肺動脈の間に交通孔がある。

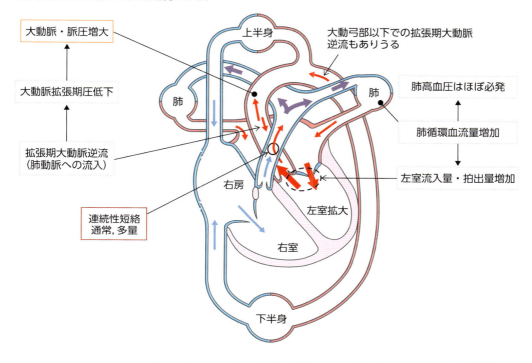

なお，肺血流増加の影響は基本的には肺高血圧を伴った心室中隔欠損と同様。

血行動態の特徴
- 約90％の例は，交通孔が大きく，距離も短いことから，総動脈幹や右肺動脈上行大動脈起始とほぼ同様の病態を示す。
- 肺血流量増加による病態は，大きな心室中隔欠損と同じであるが，大動脈からの連続性（収縮期のみならず拡張期に及ぶ）短絡のため，発症が早く，大動脈の脈圧が広くなる。

■ 疾患の基礎知識
- 症状は，他の肺血流量増加疾患と同じであるが，発症が早く，末梢脈の反跳脈（bounding pulse）が特徴的。大多数の例は収縮期雑音のみで連続性雑音は極めて稀。
- 鑑別疾患は，右肺動脈上行動脈起始，総動脈幹，大きな動脈幹開存，など。

各論 ▶ 1. 短絡性心疾患 ❶主として左右短絡性心疾患

大動脈肺動脈短絡

右肺動脈上行大動脈起始
anomalous origin of right pulmonary artery from the ascending aorta

右肺動脈が上行大動脈から起始し，肺高血圧を伴い心不全が強い。

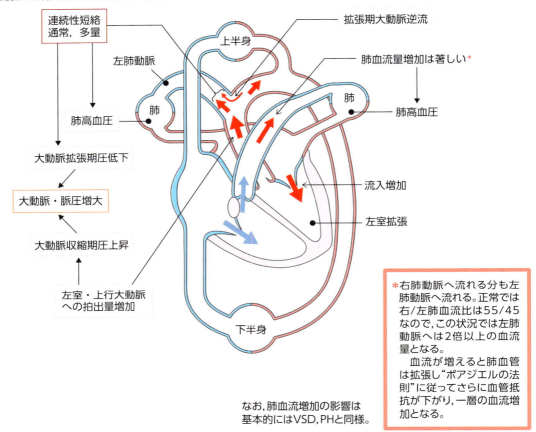

なお，肺血流増加の影響は基本的にはVSD，PHと同様。

＊右肺動脈へ流れる分も左肺動脈へ流れる。正常では右／左肺血流比は55／45なので，この状況では左肺動脈へは2倍以上の血流量となる。
　血流が増えると肺血管は拡張し"ポアジエルの法則"に従ってさらに血管抵抗が下がり，一層の血流増加となる。

血行動態の特徴
- 高圧の大動脈から直接右肺動脈に大量の血液が流入し，左右短絡から肺高血圧が生じる。
- 左肺動脈も体血圧と同等かそれ以上の肺高血圧を示す。
- 動脈管開存合併例で肺血管閉塞性病変が進むと，左右短絡が生じる。

■疾患の基礎知識
- 臨床像は他の大動脈肺動脈短絡疾患と同様。
- 左右肺動脈の起始は異なるが，胸部X線上，肺血流量の左右差は認めがたい。
- 強い肺高血圧のため新生児期にチアノーゼが発症する例がある。

閉鎖術後（動脈管開存例）

大動脈肺動脈短絡閉鎖術後は，基本的にすべて同様。

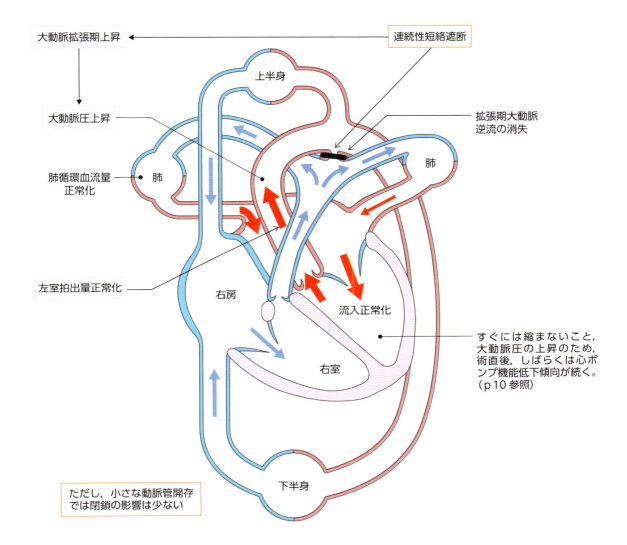

Valsalva 洞動脈瘤破裂
rupture of the sinus of Valsalva

瘤状に拡張した Valsalva 洞が突然破裂し，大動脈から心腔へ逆流が起きる。

右房へ

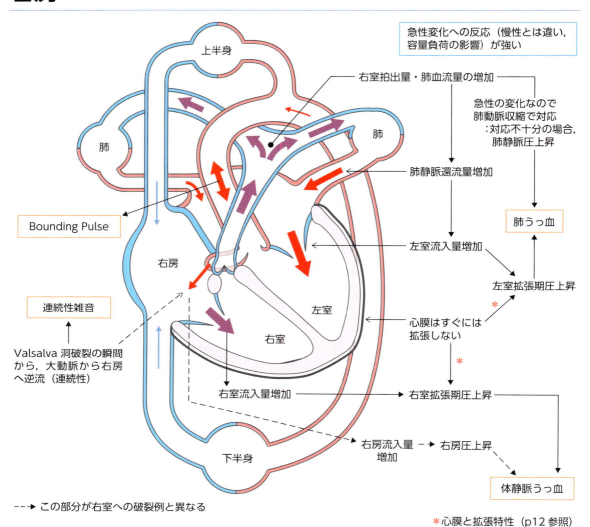

--▶ この部分が右室への破裂例と異なる

* 心膜と拡張特性（p12 参照）

■ 疾患の基礎知識

- 大動脈弁輪と ST 接合部の間にある冠動脈洞の一部が瘤上に拡張したもの。
- 心室中隔欠損を合併することが多い。
- 瘤そのものの症状はないが，瘤が他の心腔に穿破すると容量負荷の症状が出る。
- 穿破と同時に連続性雑音が始まるので，患者が「突然，耳鳴りが始まった」と訴えることもある。
- 穿破先は，右房，次いで右室が多い。

各論 1. 短絡性心疾患 ❶ 主として左右短絡性心疾患　Valsalva 洞動脈瘤破裂

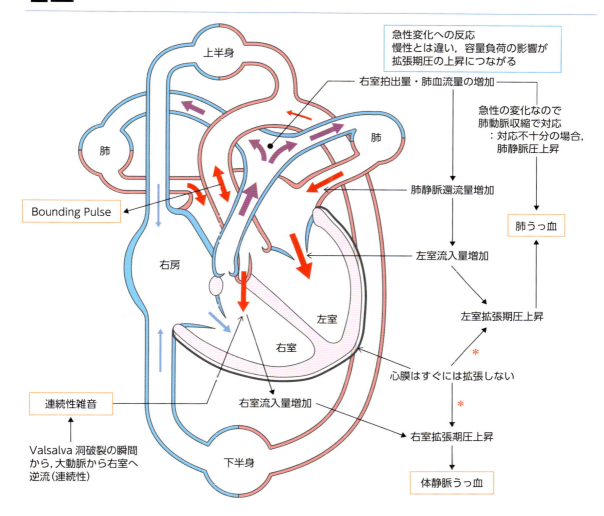

血行動態の特徴
- 大動脈→心腔への逆流の"急性"発症。この急性発症が最大の特徴。
- 急性のため，心膜による制限（p12 参照），筋原線維の伸展の制限（p10 参照）があり，心腔拡大が限定的で，拡張期圧そして流入圧・静脈圧が上昇する。
- 大動脈拡張期圧の低下によって，脈が bounding となる。また，冠血流低下傾向＋心仕事量増加によって心筋虚血をみることがある。
- 右房への穿破では，頸静脈波動を患者が感じることがある。

Fallot 四徴症
tetralogy of Fallot

心室中隔欠損と右室流出路狭窄を主徴として，大動脈騎乗，右室肥大が加わり"四徴"をなす。
乳児期以降で最も多いチアノーゼ性心疾患である。

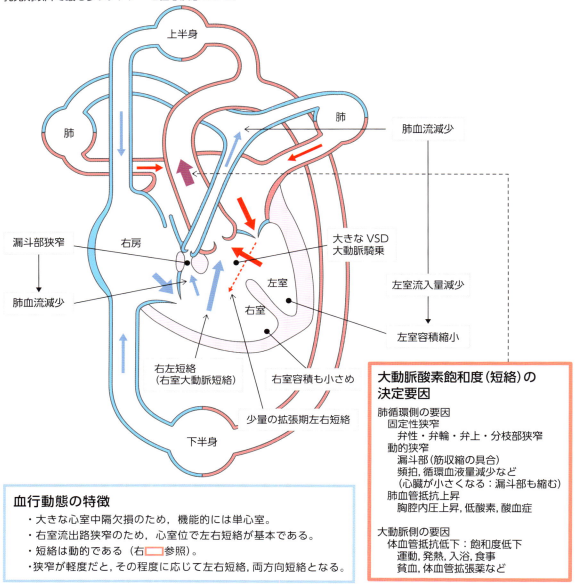

血行動態の特徴
- 大きな心室中隔欠損のため，機能的には単心室。
- 右室流出路狭窄のため，心室位で左右短絡が基本である。
- 短絡は動的である（右□参照）。
- 狭窄が軽度だと，その程度に応じて左右短絡，両方向短絡となる。

■ 疾患の基礎知識

- 非特異的にチアノーゼと多呼吸がある。生後2〜3カ月以降，乳児期に，突然の呼吸促迫，チアノーゼ増強の発作（低酸素発作）をみる。
- 幼児以降一定距離を歩行したあと膝をかかえるようにしゃがむSquattingをみる。乳児で胸膝位をとって"まるまって"横になっている姿勢をみることがある。
- 聴診時に，肺動脈狭窄に由来する収縮期駆出性心雑音を聴く。発作時には雑音が短くなる。

低酸素発作（スペル）

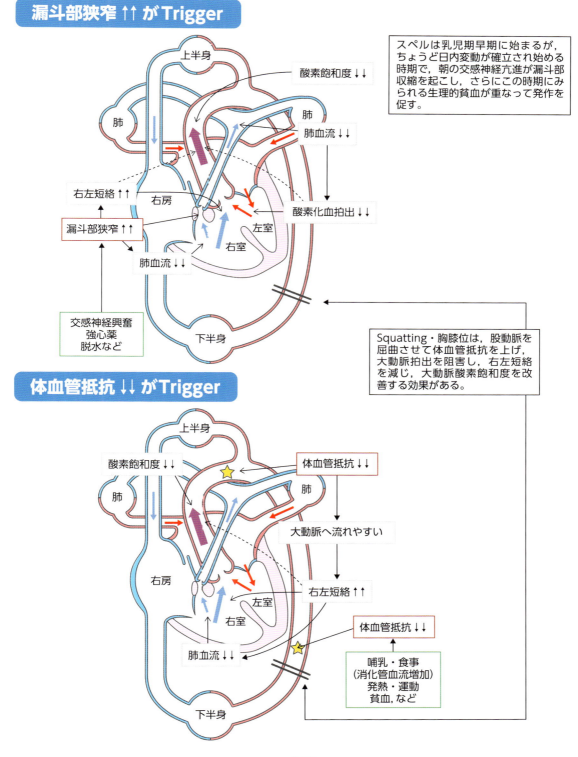

Fallot 四徴症
tetralogy of Fallot

肺動脈閉鎖＋主要大動脈肺動脈側副動脈（MAPCAs）

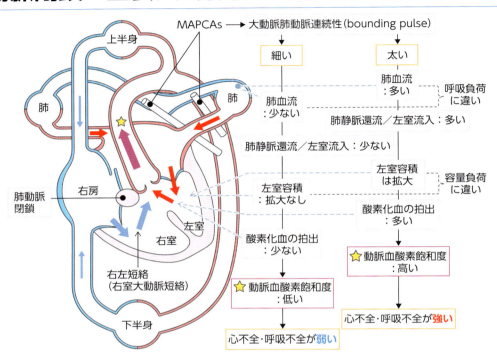

肺動脈弁欠損合併

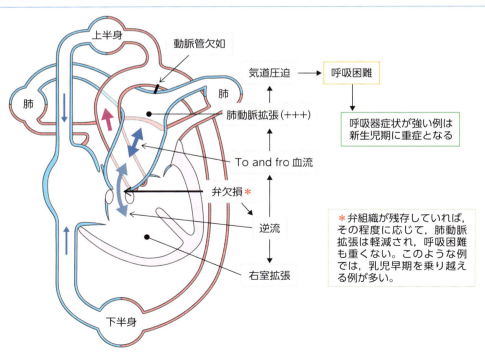

大動脈肺動脈短絡術後

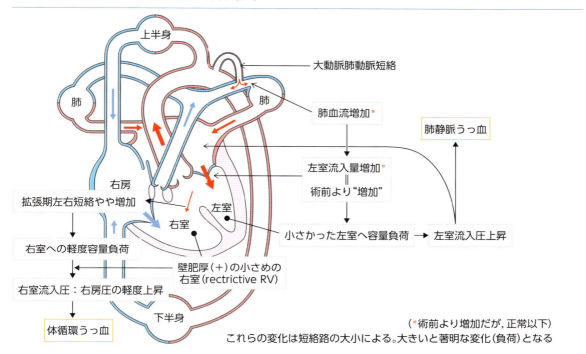

心内修復術後，早期

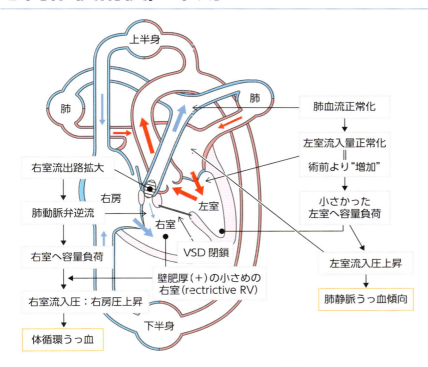

Fallot 四徴症
tetralogy of Fallot

心内修復術後，長期

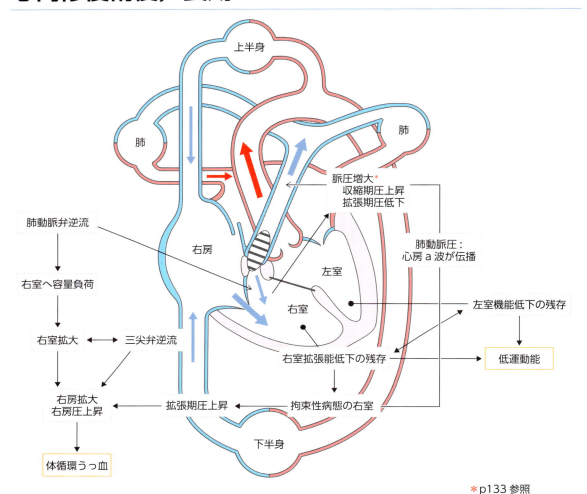

*p133 参照
（肺動脈弁閉鎖不全）

血行動態の特徴
- 肺動脈弁の処理にもよるが，多くの例で，ある程度の肺動脈狭窄＋逆流がある．
- 適度の肺動脈狭窄残存は，逆流制御に寄与し，右室拡張を抑える．
- 逆流が強い例では右室が拡張し，二次的に三尖弁閉鎖不全を生じる．
- 拡張性低下が残存し右室は拘束性 (restrictive) 特徴を呈し，心房 a 波が増高し肺動脈で圧上昇と前方流を生じる．
- 軽度の左室機能低下が残存する例がある．
- ときに，左右肺動脈の分枝角度によっては，解剖学的狭窄がなくても，左右肺血流のアンバランス（ほとんど，左側の低下）が生じる．

各論 1. 短絡性心疾患 ❷ 主として右左短絡性心疾患　Fallot 四徴症

心室中隔欠損＋肺動脈閉鎖：Rastelli 術後

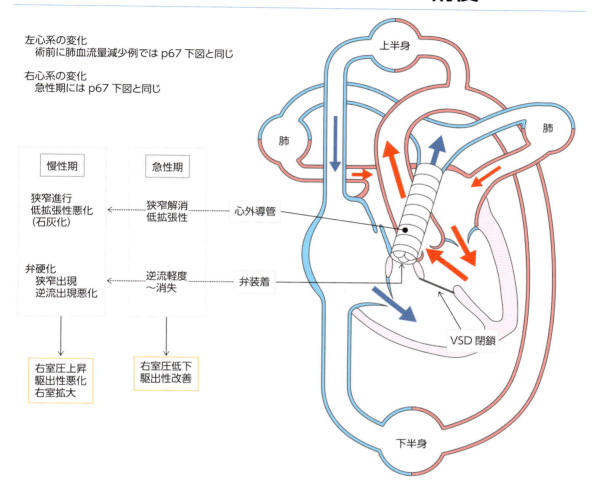

左心系の変化
　術前に肺血流量減少例では p67 下図と同じ

右心系の変化
　急性期には p67 下図と同じ

慢性期	急性期
狭窄進行 低拡張性悪化 （石灰化）	←	狭窄解消 低拡張性
弁硬化 狭窄出現 逆流出現悪化	←	逆流軽度 〜消失
↓	↓
右室圧上昇 駆出性悪化 右室拡大	右室圧低下 駆出性改善

血行動態の特徴
- 導管狭窄が発現進行する．程度に応じて，右室肥大，右室不全となる．
- 幼児以前での大きすぎる導管は，それだけで乱流を起こし狭窄効果をもたらす (p17 参照)．
- 上行大動脈拡張が進行する例が多く，それらでは大動脈弁逆流を併発する．
- 両大血管右室起始，大血管転位の Rastelli 術後には，"心室中隔欠損"の縮小化による大動脈弁下狭窄の発現進行がありうる．程度に応じて，左室肥大，左室不全となる．
- その他，多くは Fallot 四徴症術後長期の血行動態の特徴に共通する．

各論 ▶ 1. 短絡性心疾患 ❷ 主として右左短絡性心疾患

完全大血管転位症
complete transposition of the great arteries

大動脈が右室から，肺動脈が左室から起始する疾患で，動脈血酸素濃度が低く自然歴がきわめて悪い。

Ⅰ型

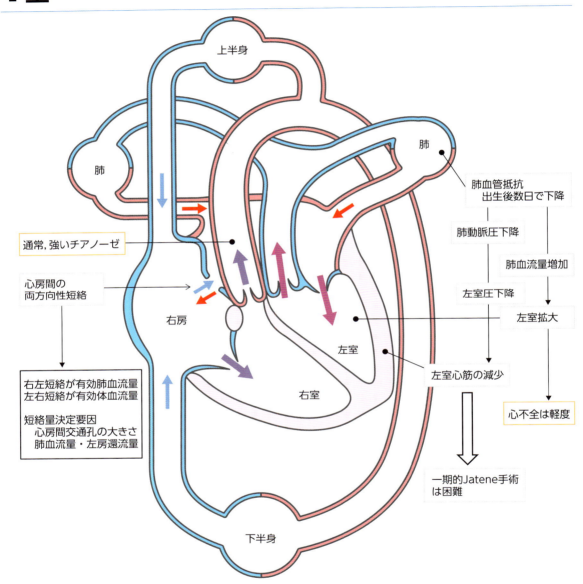

血行動態の特徴

- 静脈血が右室大動脈へ流れ，肺静脈からの酸素化血は左房左室から再び肺循環へ戻る。
- 生存には心内での左右方向短絡が必須である。
- Ⅰ型：心房位短絡が両方向性で，左右短絡分が有効体血流である。
- Ⅱ型：心室中隔欠損での右室左室短絡から肺血流が増加し，左房還流量増加によって心房位左右短絡が増える。
- Ⅲ型：左室駆出が肺動脈狭窄のため，心室中隔欠損を通して直接大動脈へと出る。そのため，肺血流量は減る。
- Ⅳ型：心内血流はⅠ型と同じで，左室肺動脈間に圧較差があり，左室圧が上昇する。

II型

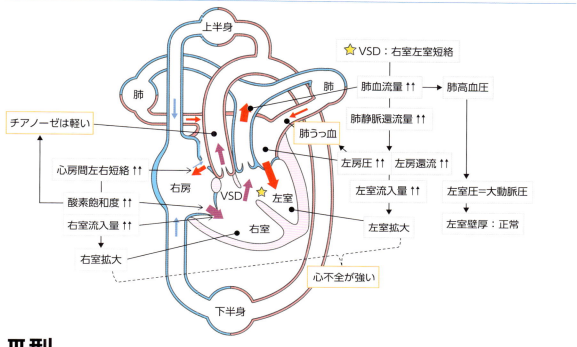

III型

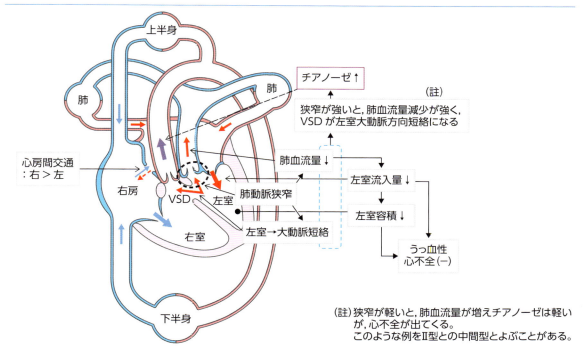

完全大血管転位症

大動脈スイッチ術後

大動脈スイッチ吻合に関連する問題

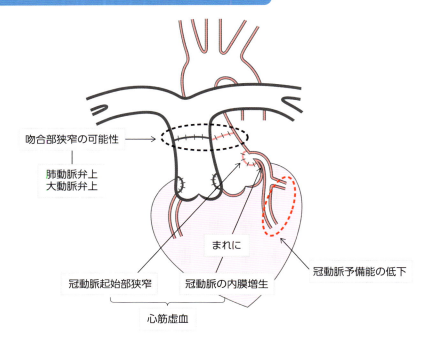

I型:術後の血行動態

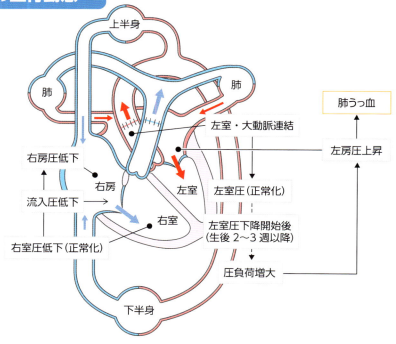

II型：術後の血行動態

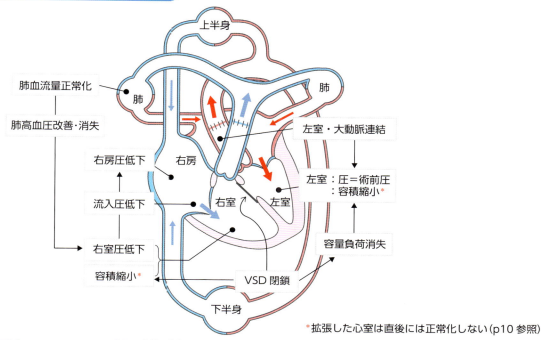

III型：Rastelli 術後

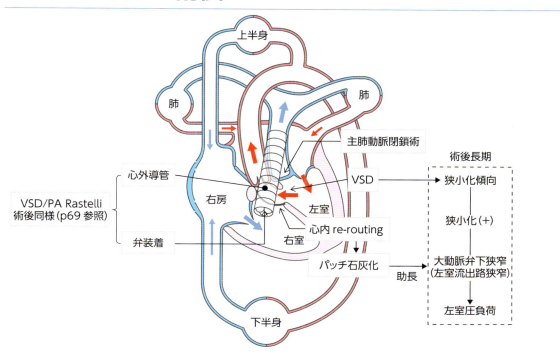

完全大血管転位症

心房内スイッチ術*・術後

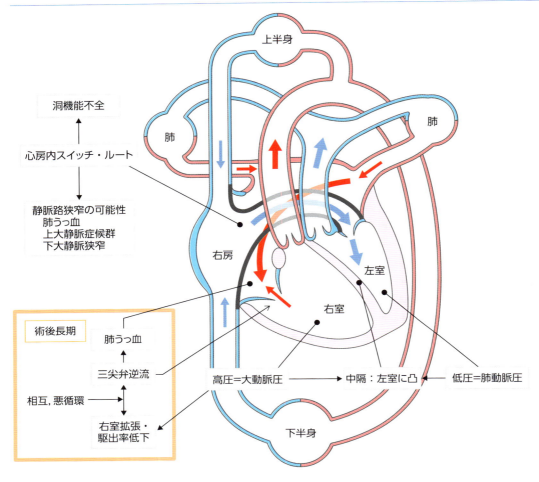

＊心房内スイッチ術＝Senning 手術, Mustard 手術

■完全大血管転位症の基礎知識

- 出生直後からチアノーゼがあり，I 型，IV 型では強いチアノーゼが持続する。
- II 型では心不全症状が強い。大動脈縮窄ないし離断合併の除外のため，必ず下肢脈を触れる。
- III 型は肺動脈狭窄が適度であれば，一番安定している。
- 冠動脈走行は多型で Shaher 分類がある。

両大血管右室起始
double outlet right ventricle

大動脈と肺動脈がともに解剖学的右室から起始する。

病型

大血管関係	心室中隔欠損の位置 (%)				計
	subaortic	subpulmonic	subaortic & subpulmonic	remote (non-committed)	
正常	3%	0	0	0	3%
横列 (side-by-side)	46%	8%	3%	7%	64%
d型位置異常 (d-malposition)	16%	10%	0	0	26%
l型位置異常 (l-malposition)	3%	4%	0	0	7%
計	68%	22%	3%	7%	

●：心室中隔欠損／球室孔（発生学用語）

疾患の基礎知識

- 大動脈と肺動脈の両方の大血管が解剖学的右室から起始するもので，一方の大血管が心室中隔に騎乗する場合はその50％以上が右室の上にあるもの（50％ルール）と定義されている。
- 大血管の相互関係と心室中隔欠損（VSD）の位置から4つに分類される。

血行動態の特徴

- VSDの位置と肺動脈狭窄の有無で大きく左右される。
- VSDの狭小化は術後・術前を問わずにみられ，大動脈弁下VSDに多く左室への圧負荷を進行させる。

各論 ▶ 1. 短絡性心疾患 ❷ 主として右左短絡性心疾患

両大血管右室起始

大動脈弁下心室中隔欠損, 肺動脈狭窄なし (VSD+PH 型)

正常大血管関係

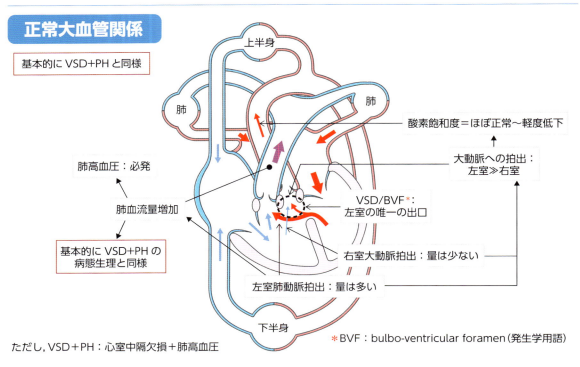

正常大血管関係：術後

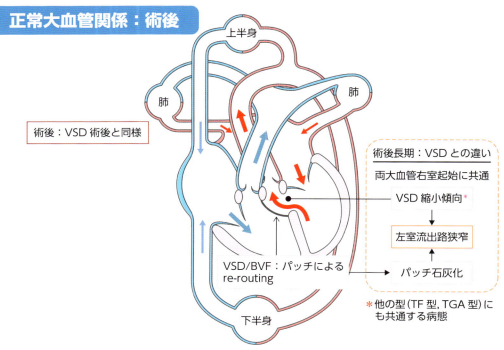

大動脈弁下心室中隔欠損＋肺動脈狭窄（TF 型）

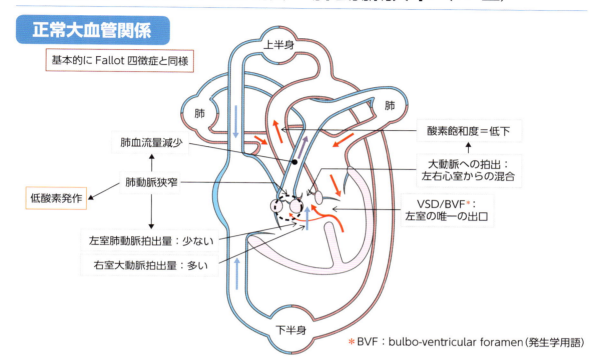

＊BVF：bulbo-ventricular foramen（発生学用語）

肺動脈弁下心室中隔欠損，肺動脈狭窄なし（TGA 型）

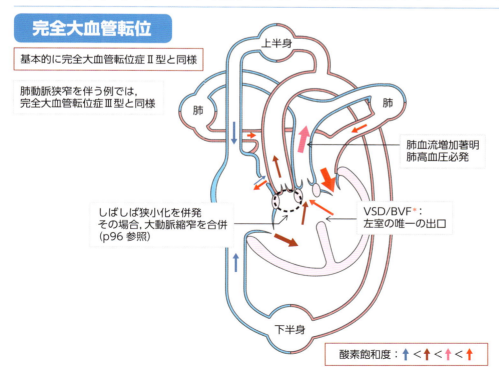

総肺静脈還流異常症
total anomalous pulmonary venous return

すべての肺静脈が左房にではなく大静脈系に繋がる疾患で,肺静脈うっ血が強く動脈血酸素濃度も低く自然歴がきわめて悪い。

上心臓型

Ia型

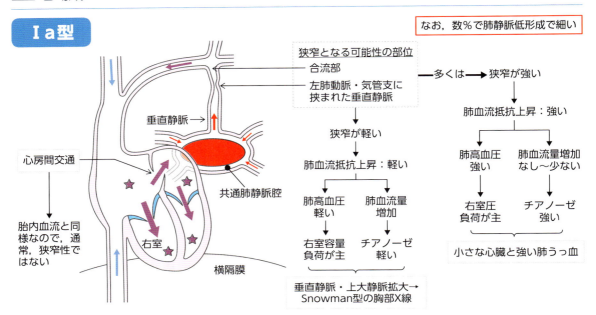

★ = 全心房心室の酸素飽和度は等しい:肺動脈・大動脈酸素飽和度も同じ
酸素飽和度の高さは,肺静脈路狭窄の有無による(上記)

Ib型

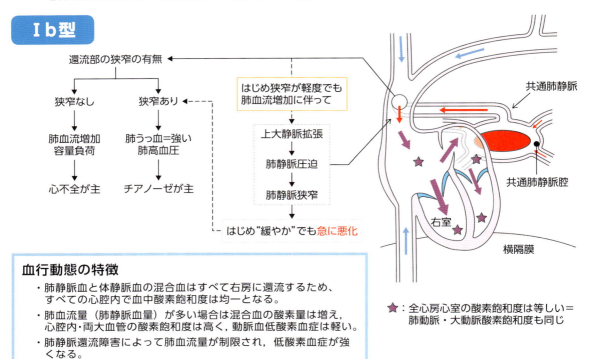

★:全心房心室の酸素飽和度は等しい＝肺動脈・大動脈酸素飽和度も同じ

血行動態の特徴
- 肺静脈血と体静脈血の混合血はすべて右房に還流するため,すべての心腔内で血中酸素飽和度は均一となる。
- 肺血流量(肺静脈血量)が多い場合は混合血の酸素量は増え,心腔内・両大血管の酸素飽和度は高く,動脈血低酸素血症は軽い。
- 肺静脈還流障害によって肺血流量が制限され,低酸素血症が強くなる。

傍心臓型

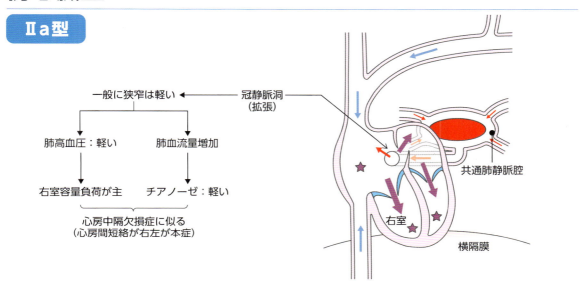

Ⅱb型は，肺静脈が右房へ直接還流し，血行動態はⅡa型と同様

下心臓型

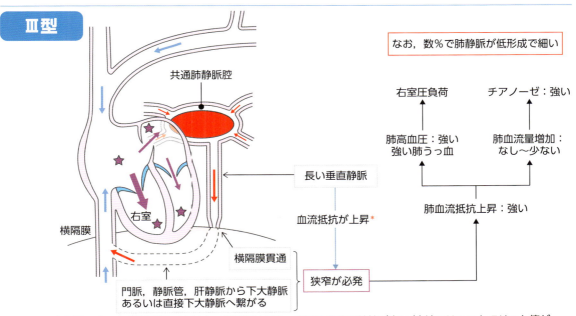

*内径が一定でも（狭窄がなくても），管が長い場合，流れる液体の粘性が高い（血液ではヘマトクリット値が高い）場合，流れに対する抵抗が高くなり（Poiseuilleの法則），解剖学的狭窄と同様の血流障害となる。

総肺静脈還流異常症の防御的肺動脈収縮

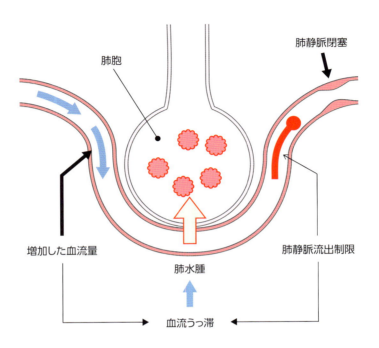

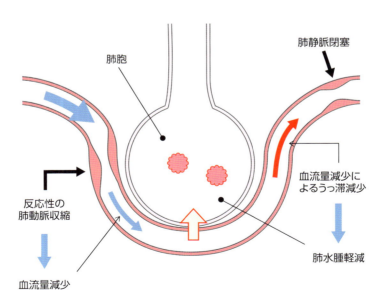

肺血管拡張薬・酸素投与は，収縮して肺水腫発生を防御している安全弁（肺動脈収縮）を解除することになる。

術後

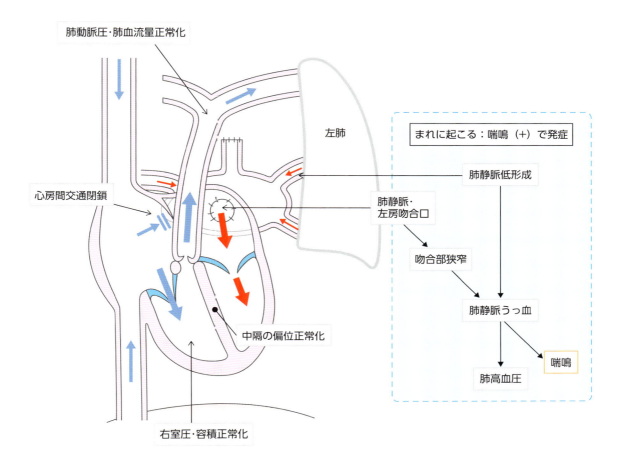

なお，本図では右肺・肺動脈および大動脈は描かれていない。

■総肺静脈還流異常症の基礎知識

- すべての肺静脈が左房にではなく大静脈系に繋がる疾患。
- Darling分類では，I型は上大静脈系に還流する上心臓型，II型は心房レベルに還流する傍心臓型（あるいは心臓型），III型は下大静脈系に還流する下心臓型，IV（混合）型は4本の肺静脈が同じ部位に還流するのではなく，複数の体静脈系に還流するものがある。
- 肺静脈閉塞型は出生後短時間に強いチアノーゼと強い循環不全を発症する。肺静脈非閉塞型は軽いチアノーゼはあるが，それ以外の理学所見は早期発症の心房中隔欠損と同様。
- 全体として50％が生後3カ月未満，80％が1歳未満で死亡。

各論 ▶ 1. 短絡性心疾患 ❷ 主として右左短絡性心疾患

純型肺動脈閉鎖（心室中隔欠損症のない肺動脈閉鎖）
pure pulmonary atresia

右室は低形成で流出路が閉鎖し心室中隔欠損はない。肺循環は動脈管のみから流入するので、その閉鎖によって死亡する。

弁性閉鎖＋細い動脈管開存

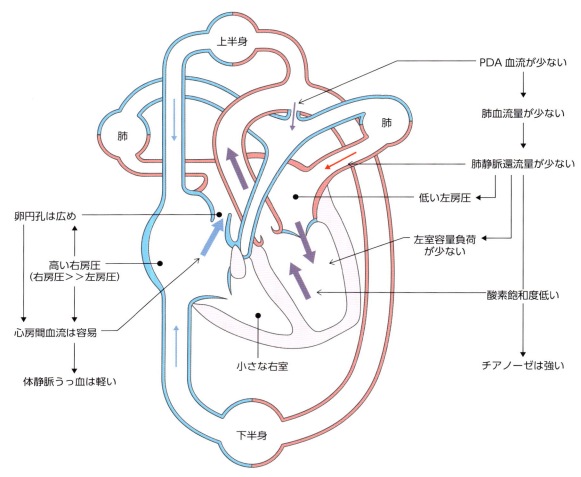

この例は弁性閉鎖であるが漏斗部閉鎖でも同様

血行動態の特徴
- 右室から肺動脈への血流はなく、肺循環は動脈管に依存する（動脈管依存性）。
- 右室圧は高く左室圧を超えることが多い。右房圧も高い。
- 三尖弁閉鎖不全に応じて右室右房でも容量負荷が加わる。
- 強い肺動脈弁狭窄で右室が小さい型も同様の血行動態となる（p118参照）。

各論 1. 短絡性心疾患 ❷ 主として右左短絡性心疾患　純型肺動脈閉鎖（心室中隔欠損症のない肺動脈閉鎖）

弁性閉鎖＋太い動脈管開存

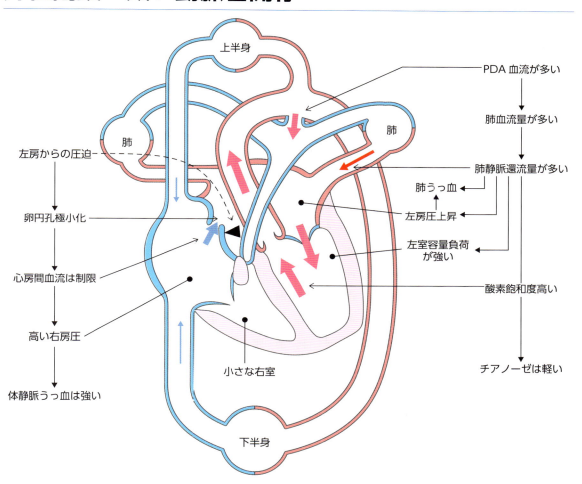

純型肺動脈閉鎖（心室中隔欠損症のない肺動脈閉鎖）

強い三尖弁閉鎖不全合併
（Ebstein 病合併）

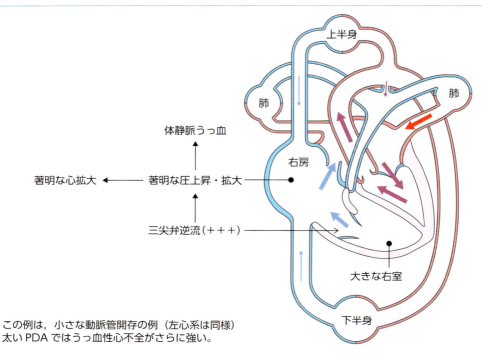

この例は，小さな動脈管開存の例（左心系は同様）
太い PDA ではうっ血性心不全がさらに強い．

合併する冠動脈異常

①右室との類洞交通　右室が低形成の例に多い

収縮期に右室→大動脈
拡張期に大動脈→右室・右室心筋

②右室との類洞交通　右室依存性類洞交通

収縮期に右室→右室心筋：拡張期は血流減少

この異常がある例で，手術によって右室圧を下げると，①類洞交通を通して，冠血流の右室への盗血（steal）が起こる，②さらに右室依存性の例（右図）では右室心筋への冠血流が保てない．これらによって心筋虚血となり，予後が悪い．

二心室修復術後

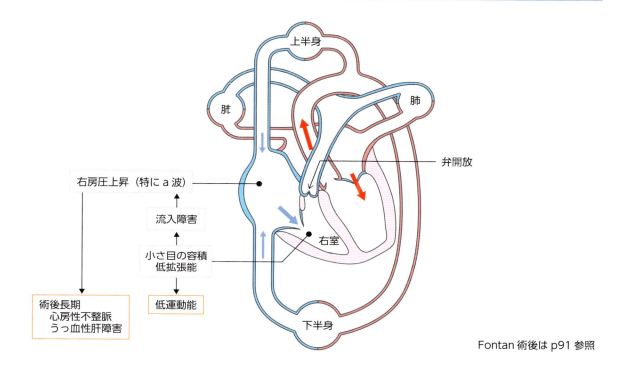

Fontan 術後は p91 参照

疾患の基礎知識

- 右室は低形成で流出路が閉鎖し心室中隔欠損はない。肺循環は動脈管のみから流入するため，その閉鎖によって死亡する。
- 形態として，心室中隔欠損（VSD）のない右室肺動脈間の閉鎖（PA）で，70〜80％が膜様閉鎖，20〜30％が漏斗部閉鎖。
- 症状は，出生後数時間から動脈管の閉鎖に伴って1〜3日でチアノーゼが進行し，頻呼吸となる。酸素投与では改善せず，急速にショックに陥り死亡する。
- 動脈管が閉鎖すれば生命維持は不可能。また動脈管が閉鎖せず新生児期を生存しても生後2〜3カ月で突然死する場合が多い。

各論 ▶ 1. 短絡性心疾患 ❷ 主として右左短絡性心疾患

肺動脈閉鎖 ＋ 心室間交通
pulmonary atresia associated with inter-ventricular communication

両大血管右室起始

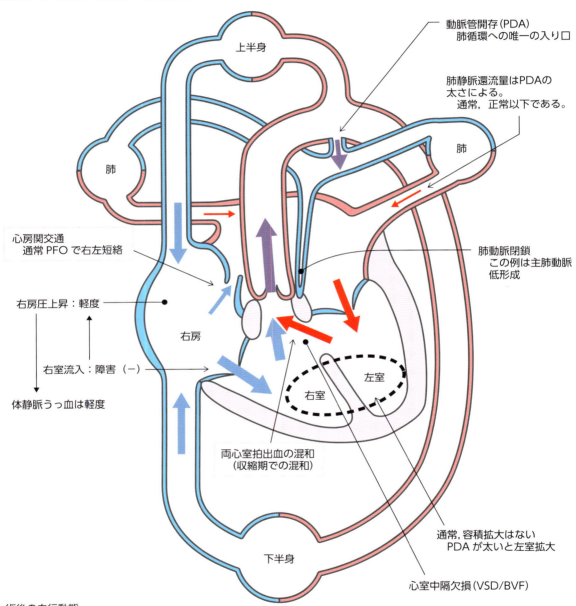

術後の血行動態
　大動脈右室起始は，完全大血管転位症Ⅲ術後（p69，73参照）　　BVF＝Bulbo-ventricular foramen：発生学的用語

> **血行動態の特徴**
> ・肺循環は大動脈肺動脈短絡のみに依存し，肺血流量は短絡の太さによる．
> ・細い例では肺血流量が少なくチアノーゼが強いが，心室への容量負荷は少ない．
> ・体静脈還流（静脈帰来）は，右房から三尖弁を経て右室へ流入するので，うっ血は少ない．

左室性単心室 (L-lcop 型)

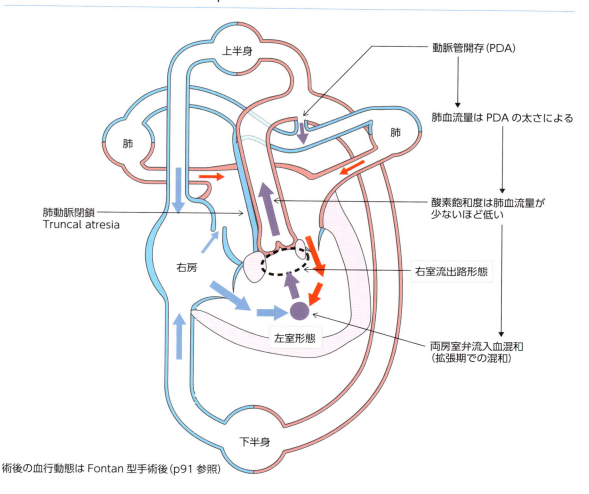

術後の血行動態は Fontan 型手術後（p91 参照）

■疾患の基礎知識

- 肺動脈閉鎖が大きな心室中隔欠損がある心疾患または単心室型疾患に合併するもの。
- 病型は，Fallot 四徴＋肺動脈閉鎖（PA）型，大血管転位＋肺動脈閉鎖型，その他の病型，無脾症（右側相同）などがある。
- 症状と兆候は，純型肺動脈閉鎖と違って体静脈うっ血がない。チアノーゼは肺血流量に依存する。

三尖弁閉鎖
tricuspid atresia

右房右室間交通がなく，体静脈還流はすべて心房間交通を通り，左房から心室に入る。
心室は機能的単心室で，そこから体循環肺循環へ拍出される。

Keith-Edwards 分類

Ⅰ型＝正常大血管関係

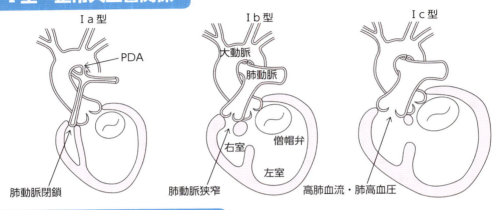

Ⅱ型＝完全大血管転位関係

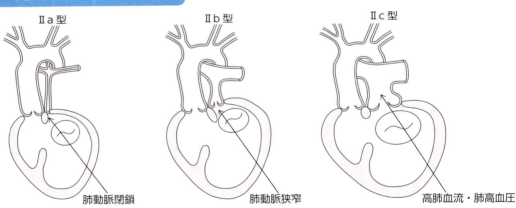

Ⅲ型＝L-loop型：右側房室弁閉鎖

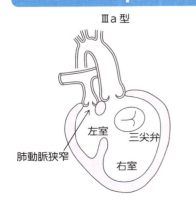
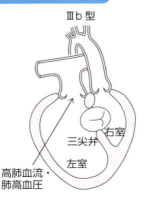

疾患の基礎知識

- 形態分類はKeithらの分類が使われる（上図）。
- 症状は，チアノーゼと心不全症状で特異的症状はない。
- 1歳での生存率は64％との報告もあり，15歳に達するのは半数以下である。

各論 1. 短絡性心疾患 ❷ 主として右左短絡性心疾患　三尖弁閉鎖

肺動脈狭窄（Ⅰb型）

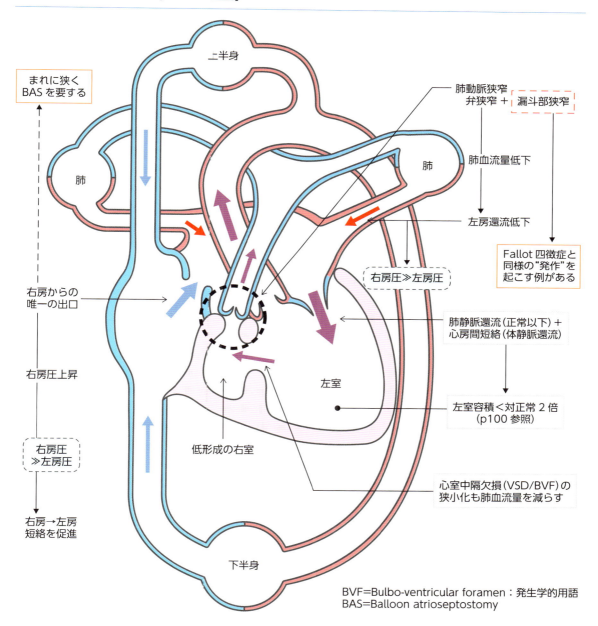

血行動態の特徴
- 体静脈還流はすべて心房間交通孔を通って左房へ入るが，心房間血流は胎生期と同様であるため出生直後には大きな血流障害はない。
- 肺動脈狭窄の有無と程度によって血行動態が決まる。
- 肺血流量が多い例では，動脈血酸素量が高いが容量負荷が大きく心不全となる。逆に少ない場合は容量負荷は軽いが低酸素血症が強い。

各論 ▶ 1. 短絡性心疾患 ❷ 主として右左短絡性心疾患

三尖弁閉鎖
tricuspid atresia

肺血流増加

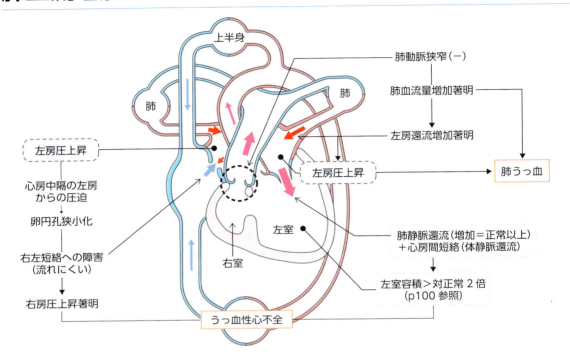

大動脈縮窄合併例（Ⅱc型）

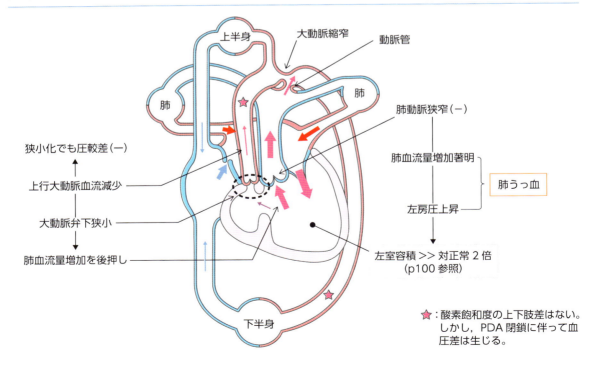

★：酸素飽和度の上下肢差はない。しかし，PDA閉鎖に伴って血圧差は生じる。

Fontan型手術後(1) 右房肺動脈直接吻合術

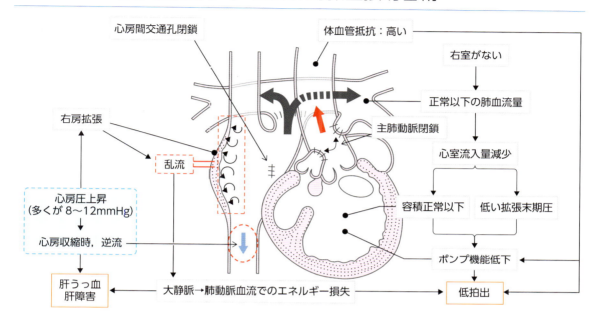

Fontan型手術後(2) Total Cavo-Pulmonary Connection (TCPC)術

左心系の血行動態は同様

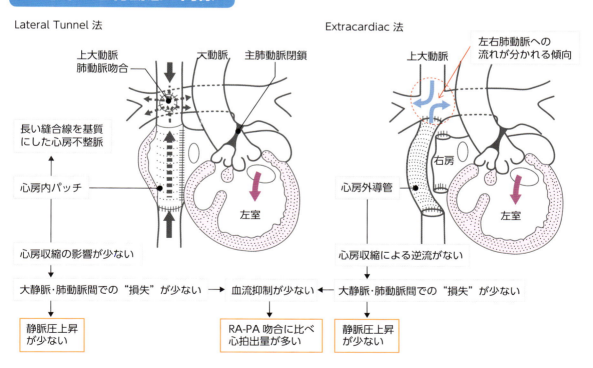

各論 ▶ 1. 短絡性心疾患 ❸両方向短絡が存在する疾患

Eisenmenger 症候群
Eisenmenger syndrome

短絡性疾患において,肺高血圧のため本来の短絡方向(心室中隔欠損ならば左右短絡)と逆方向の短絡が生じる病態である。

心室中隔欠損症

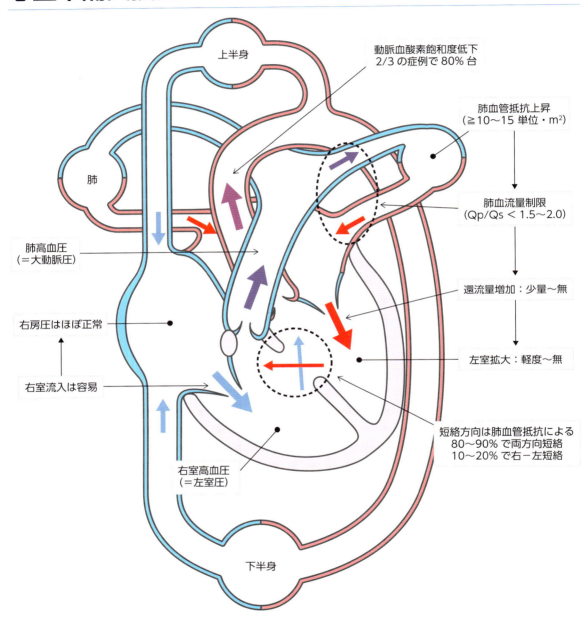

心房中隔欠損症

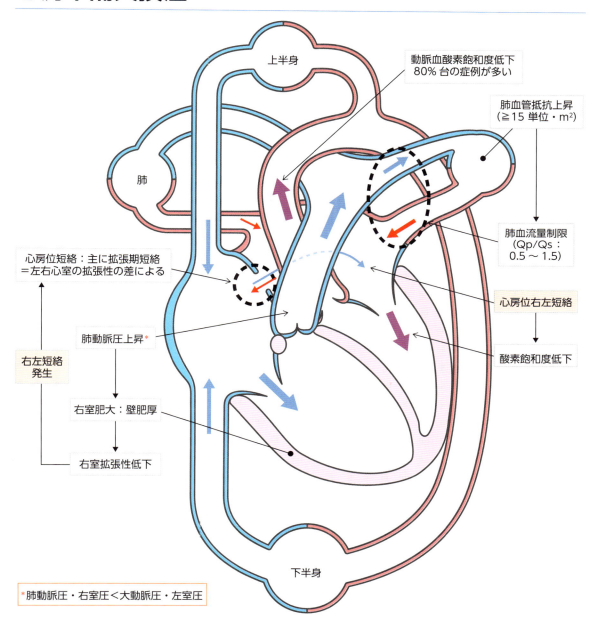

各論 ▶ 1. 短絡性心疾患 ❸両方向短絡が存在する疾患

大動脈縮窄
coarctation of the aorta

大動脈弓部遠位部に狭窄があり下行大動脈への血流が低下して下半身の灌流が障害される。心室中隔欠損，大血管転位などを合併する大動脈縮窄複合（CoA complex）と，単独の単純型大動脈縮窄（simple CoA）がある。

単純型，新生児期発症例

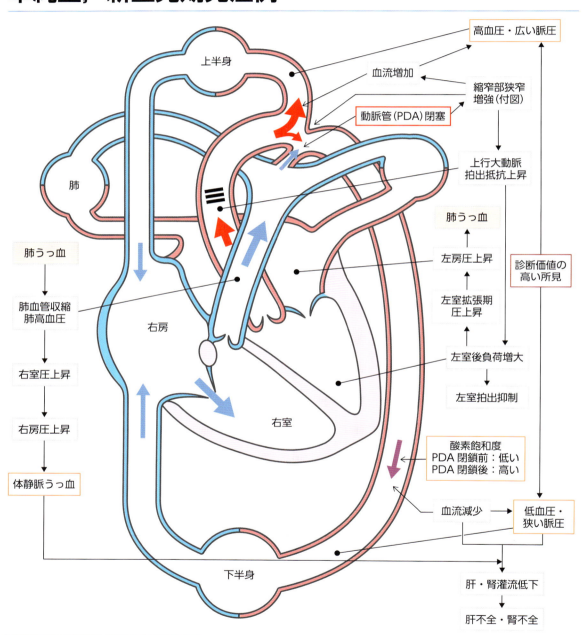

成長後の単純型大動脈縮窄はp115参照

各論 1. 短絡性心疾患 ❸ 両方向短絡が存在する疾患　大動脈縮窄

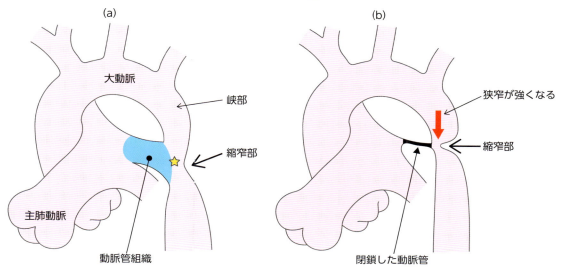

付図：動脈管閉塞による縮窄の顕性化

動脈管が開いているとき（a）には、そのスペース（☆印）があるため縮窄部での狭窄は軽度であるが、動脈管が閉じると（b）、縮窄部も引き込まれ狭窄が強くなる

脈診の差は血圧差ではない

脈の触知の良否は、血圧の高低ではなく脈圧（最高圧と最低圧の差）によるので、上下肢の脈診を行い、下肢で触れにくい（脈圧が狭い）場合は本症の可能性が高い。心不全が強い場合は上肢も触れにくくなる。

血行動態の特徴
- 動脈管の閉鎖によって狭窄が顕在化し、下行大動脈血流が減って血圧が下がり、脈圧は狭くなる。
- 単純型の場合は、上行大動脈圧は上昇して脈圧が広くなり、上下肢差がはっきりする。
- 複合型正常大血管関係の場合は、左室流出路狭窄あるいは大動脈縮窄による抵抗増大によって左室駆出が抑えられ、心室中隔欠損症から肺動脈への短絡が強制的に増える。
- 複合型大血管転位の場合は、右室からの静脈血が上行大動脈へ駆出されるため上肢頭部のみに低酸素血症ないしチアノーゼがあり、左房左室から肺動脈へ流れる酸素飽和度の高い血液は動脈管を介して下行大動脈へ流れ、下肢のチアノーゼが軽い。

各論 ▶ 1. 短絡性心疾患 ❸両方向短絡が存在する疾患

大動脈縮窄・複合型

正常大血管関係＋心室中隔欠損

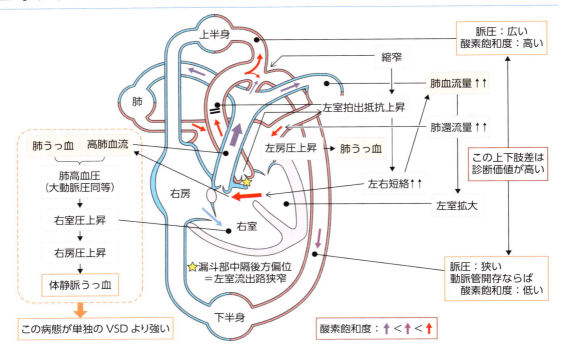

完全大血管転位＋心室中隔欠損

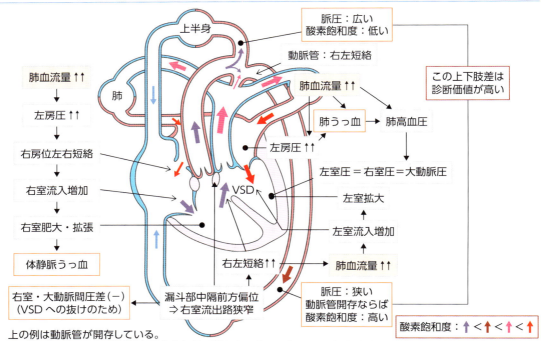

上の例は動脈管が開存している。
動脈管が閉鎖すると，動脈拍出心室後負荷が増え心不全を悪化させ，下行大動脈血流が減少し，圧も下がる。
同時に酸素飽和度の上下肢差はなくなる。

右鎖骨下動脈起始異常での Differential Cyanosis

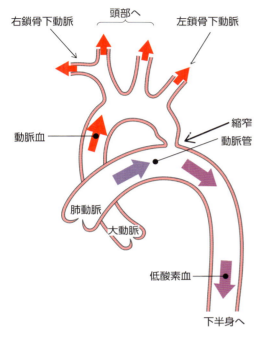

正常の頭頸部動脈起始

頭頸部すべてに動脈血が流れ，下半身血との酸素量の差がある
＝上下肢での Differential Cyanosis

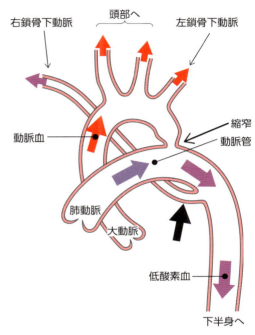

右鎖骨下動脈起始異常

頭部と左鎖骨下動脈へは動脈血が流れるが，右鎖骨下動脈と下半身へは低酸素血が流れる。
＝Differential Cyanosis の分布が異なる

■ 疾患の基礎知識

- 動脈管の閉鎖につれて急速に進む心不全症状で重症感があり，乏尿〜無尿から重症の循環不全となる。ductal shock とよぶ。
- 単純型では1歳未満で30％，10歳までに50％が死亡する。
- 複合型大血管転位などの重症心奇形合併例では80〜100％が1歳未満で死亡，心室中隔欠損症との合併はその中間とされる。

各論 ▶ 1. 短絡性心疾患 ❸両方向短絡が存在する疾患

大動脈弓離断複合
interruption of the aortic arch

大動脈弓の一部が欠損ないし閉鎖し，その遠位部への血流は動脈管経由のみである。
ほとんどが種々の心内奇形を合併する複合型（IAA complex）で，単独例はきわめてまれである。

正常大血管関係 + 心室中隔欠損
（A 型で動脈管は開存している）

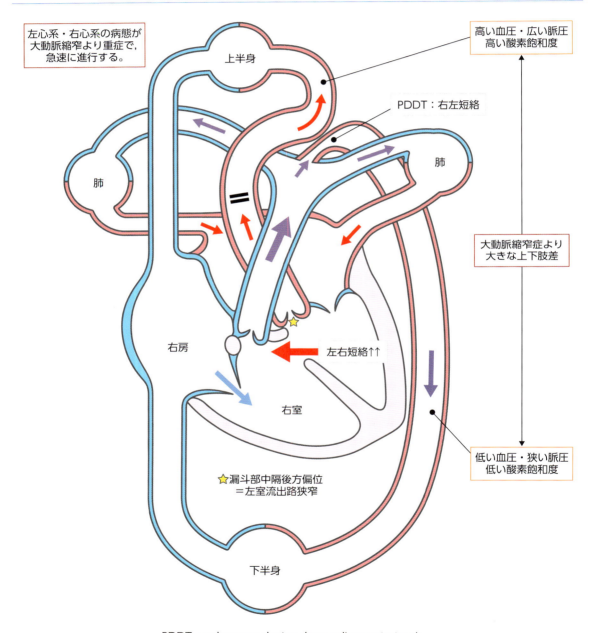

PDDT= pulmonary-ductus-descending aorta trunk

病型

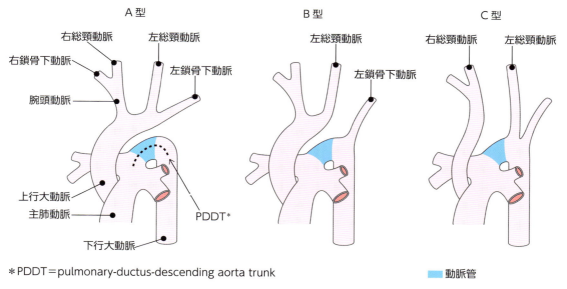

＊PDDT＝pulmonary-ductus-descending aorta trunk

病型によって，基本的な病態は同じであるが，differential cyanosisの分布が異なる．

> **血行動態の特徴**
> ・大動脈縮窄（単純型・複合型）の特徴が，より著明かつ早期に現れる．
> ・合併する心室中隔欠損（VSD）を通して肺血流量が著しく増え，肺高血圧となり心肺容量負荷が強い．

■疾患の基礎知識

- 離断の部位によってA型，B型，C型の3型に分類される．わが国では7割がA型，3割がB型で，C型はまれである．なお，B型は22q11.2欠失症候群への合併が多い．
- 新生児早期，動脈管の閉鎖でductal shockとなり，強い呼吸循環不全，高カリウム血症，代謝性アシドーシス，腎機能障害，肝機能障害が現れ，急激に悪化する．
- 無治療例の生存日数中間値は4～10日で，75％は1カ月以内に死亡する．

単心室
single ventricle

心房が1つの心室につながり，その心室から体肺両循環へ血液が拍出される。

左室性，肺血流増加

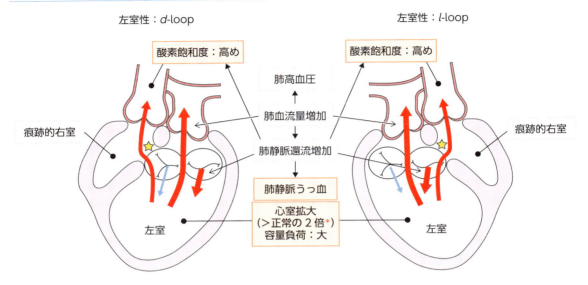

* 心室流入量は体循環帰来＋肺静脈還流。体循環帰来はほぼ正常，肺循環還流は増加（正常以上）なので，心室流入量は1＋（＞1）となり，心室は2倍以上に拡大する。

☆ときにBVF (bulbo-ventricular foramen) が狭窄性で，その場合，大動脈縮窄〜離断を併発する。

> チアノーゼは軽く，心不全は強い。肺循環に関連する血行動態はVSD＋PH (p46参照) と同様である。

なお，最終（心内修復）手術はFontan手術で，その血行動態はp91参照。

血行動態の特徴
- 肺循環と体循環の閉塞性病変の有無や肺血管抵抗によって肺血流量が決まる。
- 肺血流量が少なければ低酸素血症が，肺血流量が多ければ心不全が主たる症状となる。

■疾患の基礎知識
- 房室弁の騎乗がある場合はその弁の50％以上，共通房室弁では75％以上が主心室に騎乗していれば単心室とする。
- 単心室は主心室が左右いずれの心室であるかによって，左室性単心室と右室性単心室に分類される。
- 肺血流量が多い場合，早期に心不全症状で発症する。肺動脈狭窄があるとその程度に応じてチアノーゼが前面に出る。
- 全例としての自然歴は，1年生存率が57％，5年生存率が43％，10年生存率が42％である。

肺動脈狭窄

左室性

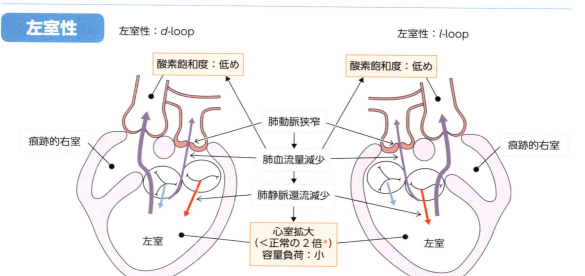

＊心室流入量は体循環帰来＋肺静脈還流。体循環帰来はほぼ正常, 肺循環還流は減少（正常以下）なので, 心室流入量は1＋（＜1）となり, 心室の拡大は正常の2倍以下となる。

> チアノーゼは強く, 心不全はない〜軽い。他のPS（＋）の病型でも同様の血行動態である。

右室性

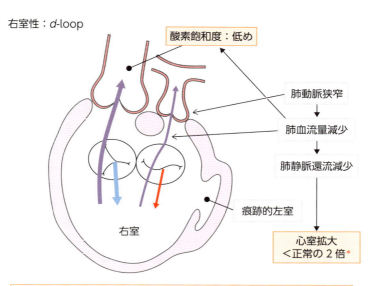

> チアノーゼは強く, 心不全はない〜軽い。ただ, この型は房室弁逆流合併が多く, それらでは心不全が強い。

各論 ▶ 1. 短絡性心疾患 ❸両方向短絡が存在する疾患

総動脈幹症
truncus arteriosus

左右心室にまたがって単一の大動脈（動脈幹）が起始し，この動脈が体循環，肺循環，冠循環へつながる。

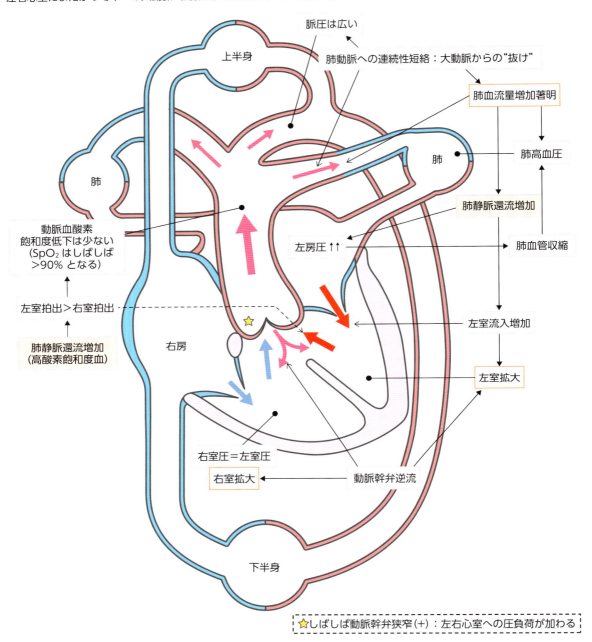

☆しばしば動脈幹弁狭窄（+）：左右心室への圧負荷が加わる

肺血流量増加の影響は基本的には VSD，PH と同様。より強い呼吸・心不全をみる。

Collets & Edwards 分類

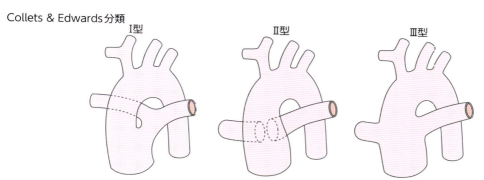

(Collets RW, et al. Surg Clin North Am 1949. より改変引用)

Van Praagh 分類

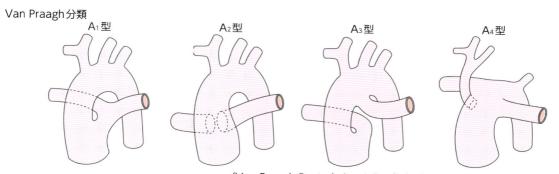

(Van Praagh R, et al. Am J Cardiol 1965 ; 16 : 406. より改変引用)

疾患の基礎知識

- Collett & Edward 分類（Ⅰ〜Ⅲ型）と Van-Praagh 分類（A_1〜A_4型）が一般的である。
- 生後1週〜2週に呼吸障害，心不全症状が現れる。
- 自然予後は半数が生後1カ月まで，70％が3カ月までに死亡し，1歳を超えるのは約10％にすぎない。

血行動態の特徴

- 収縮期には両心室から総動脈幹（大動脈），肺動脈へと血液が駆出される。
- 拡張期には大動脈から肺動脈への血流がつづき，この流れが"逃げ"となり，大動脈の拡張期圧を下げ，脈圧が広くなる。
- 肺動脈狭窄がある場合は，肺血流量が減少し，低酸素血症（チアノーゼ）が強くなる。
- しばしば大動脈弁形態異常による動脈幹弁の狭窄ないし閉鎖不全を併発し，重症度が増す。

左心低形成症候群
hypoplastic left heart syndrome

大動脈弁が閉鎖し，左室上行大動脈が著しく低形成で，そのままでは生存できない。

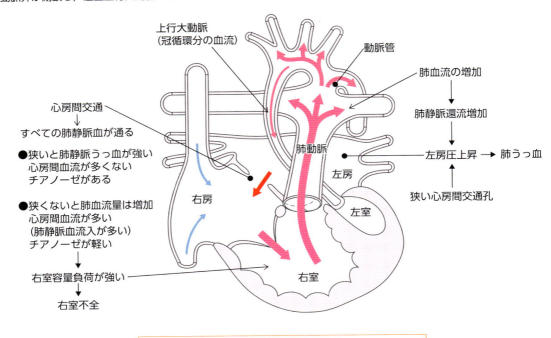

ductal shock 時

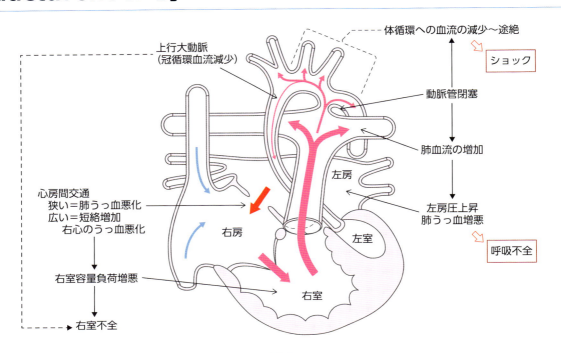

第一段階の姑息術※
(1st stage palliation)

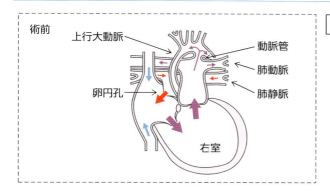

※最終的には「Fontan型手術（p91）」を目指す。

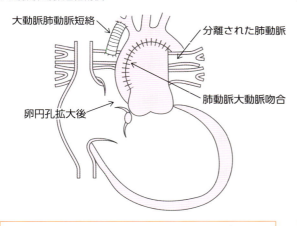

肺動脈大動脈吻合による大動脈拡張期圧の低下が冠循環に不利となる。また、この方法では肺血流量の調整が難しい。

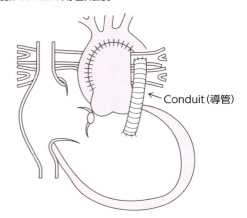

大動脈拡張期圧の低下がなく、冠循環に不利とならない。

血行動態の特徴
- 右室が体心室となる。
- 主肺動脈から出た血流は左右肺動脈に向かい肺高血圧を生じるとともに、動脈管を通して大動脈弓、上行大動脈および下行大動脈に流れ、全身に供給される。

■ 疾患の基礎知識
- 左室、上行大動脈が著しく低形成で、しばしば大動脈縮窄を伴う。
- 左房も狭小である。
- 左室は痕跡的で心内膜線維弾性症をみる。
- 出生前診断は比較的容易である。

修正大血管転位
congenitally corrected transposition of the great arteries

右房は左室と，左房は右室とつながり，左室から肺動脈が，右室から大動脈が起始する。血流は正常となるので「修正」といわれる。ただ，種々の合併症で臨床像は多彩である。

心内合併奇形のない型

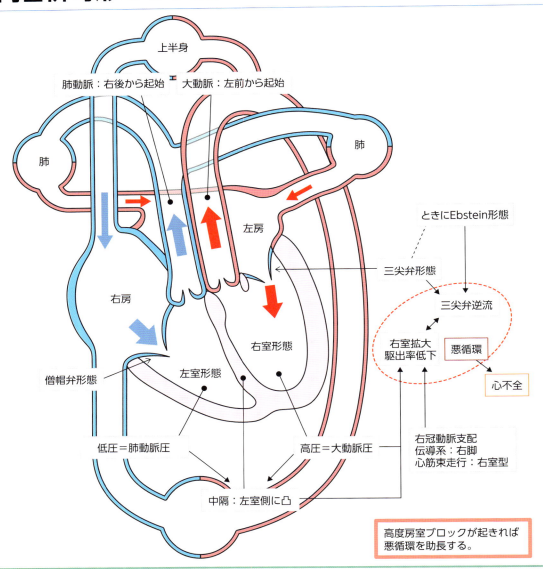

■ 疾患の基礎知識

- 心房─心室関係，心室─大血管関係の両方が正常と逆のつながりを示す疾患。
- 右室が体循環に拍出すること，房室間伝導路の"ねじれ"が種々の病態を生む。
- 基本的に加齢とともに三尖弁閉鎖不全，右室不全，房室ブロックが進行し，成人期には多くの例で心不全が進行する。

心室中隔欠損合併

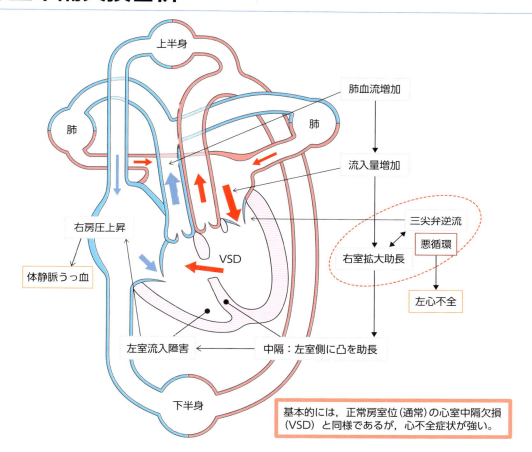

基本的には，正常房室位（通常）の心室中隔欠損（VSD）と同様であるが，心不全症状が強い。

> **血行動態の特徴**
> - 2段階の不一致［（右房→左室／左房→右室）および（左室→肺動脈／右室→大動脈）］の結果，合併病変がなければ，静脈血は肺へ，動脈血は全身へと血管循環は生理学的に"修正"されている。
> - 右室が体循環を担うことから，合併病変を有する例や大きな合併病変がない場合であっても，加齢とともに右室機能不全や三尖弁閉鎖不全の進行により心不全を呈する。
> - 心室中隔欠損と三尖弁閉鎖不全はともに体心室である右室に容量負荷をもたらし，右室拡大，三尖弁輪の拡大からさらに三尖弁逆流を増悪させ，右室機能を低下させる。

修正大血管転位

心室中隔欠損＋肺動脈狭窄合併

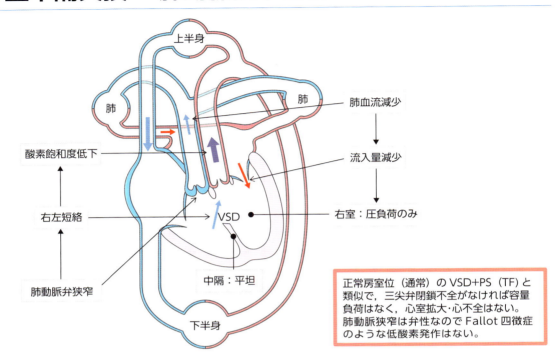

両大血管右室起始＋心室中隔欠損＋肺動脈狭窄合併

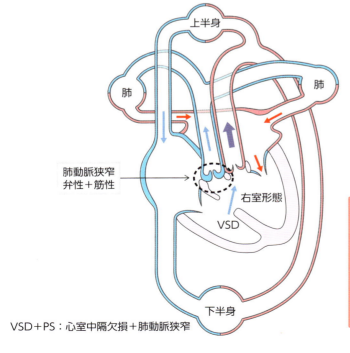

VSD＋PS：心室中隔欠損＋肺動脈狭窄

各論 2. 修正大血管転位

ダブル・スイッチ術後

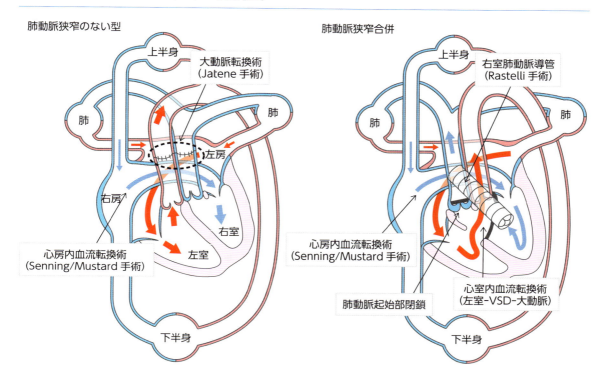

術後の血行動態は，それぞれ，大動脈転換術（Jatene 手術：Rastelli 手術），心房内血流転換術（Senning/Mustard 手術）の特徴を持つ。
心室中隔欠損（VSD）を通しての心室内 re-routing では，術後長期での VSD 部分の狭小化がありうる。また，VSD 拡大を行った例では術後心機能低下がある。
これに加えて，疾患（修正大血管転位）固有の房室ブロック，"三尖弁"逆流の発生の可能性は残る。

各論 ▶ 3. 狭窄性心疾患 ❶左室流出路狭窄

大動脈弁狭窄
congenital aortic valvular stenosis

大動脈弁が狭く左室圧が上昇し左室肥大となり，若年では突然死のリスク，成年以降では心不全をみる。

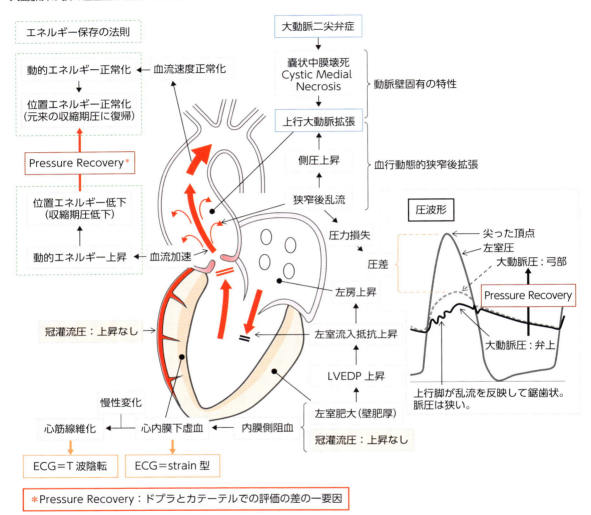

■ 疾患の基礎知識

- 狭窄弁は，多くは二尖弁（bicuspid valve）であり，他に三弁で交連が癒合する例や一弁の例がある。
- 狭窄が経年的に進行する例が約10％にみられる。
- 上行大動脈拡張は，特に二尖弁で進行性である。
- 狭窄が高度な場合，狭心痛，失神があり，突然死のリスクが高い。

各論 3. 狭窄性心疾患 ❶ 左室流出路狭窄　大動脈弁狭窄

運動時

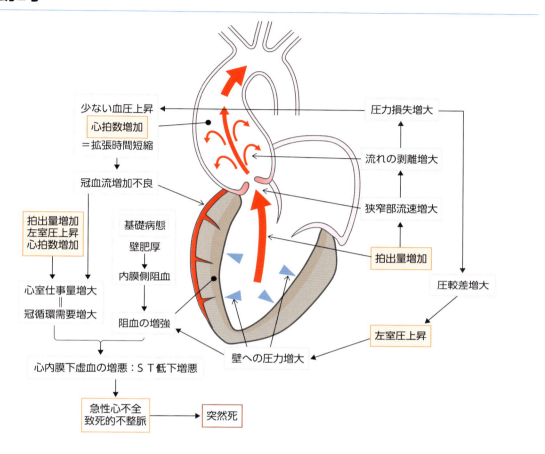

左室の肥厚心筋内の毛細動脈簿分布は"先天性"では適正化され(p125)，小児期に顕性の心筋虚血(心電図変化など)が少ないことと関連している。

血行動態の特徴
- 左室の圧負荷となる。
- 軽症例や中等症の場合，左室圧の上昇に伴い左室壁が代償的に肥大するために，心筋収縮性は正常に保たれる。
- 重度例では，左室収縮性が低下し拡張末期圧が上昇し，肺うっ血が生じる。
- 重症例・成人例では，左室心筋の酸素の需要供給のアンバランスが生じ，心内膜下心筋虚血となる。
- 運動時には心室虚血が強くなり，不整脈・急性心不全が出現し突然死のリスクが高くなる。

各論 ▶ 3. 狭窄性心疾患 ❶左室流出路狭窄

大動脈弁上狭窄
supravalvular aortic stenosis

大動脈Valsalva洞上縁から上行大動脈にかけて認められる狭窄である。Williams症候群の部分症であることが多い。

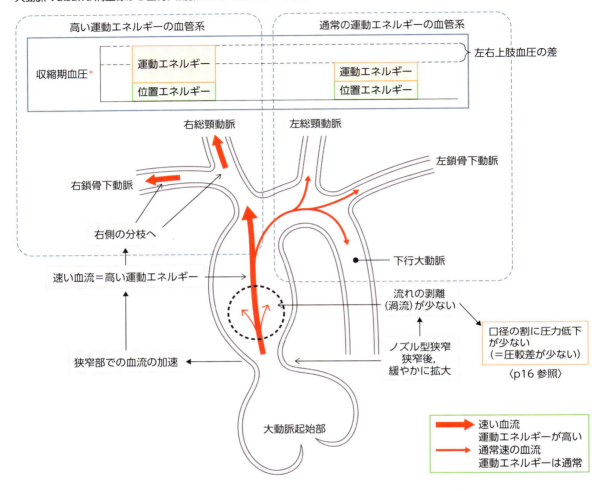

＊上肢収縮期血圧の左右差：収縮期に運動エネルギーが高い血管で収縮期圧が高くなる。

血行動態の特徴
- 狭窄部で圧較差があり，程度に応じて心室圧が上昇する。
- 大動脈狭窄近位では収縮期が高く脈圧が広くなり，遠位部では平均圧は正常で，脈圧は狭くなる。
- 上肢血圧の左右差がある。

■ 疾患の基礎知識
- 砂時計型，膜用型，低形成型の3形態に分類される。
- 臨床的には，①Williams症候群の部分症，②家族性（常染色体優性遺伝），③非家族性・散発性（知能異常や顔貌異常を伴わない）がある。
- 冠動脈開口部狭窄，肺動脈末梢狭窄，腎動脈狭窄などの合併もある。

大動脈弁下狭窄
subvalvular aortic stenosis

大動脈弁下の左室流出路が狭く，左室に圧負荷がかかる。

固定性

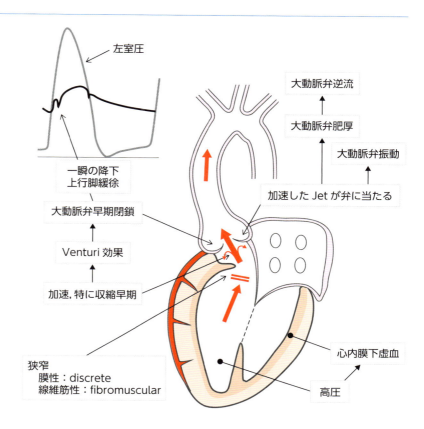

血行動態の特徴
・弁下狭窄での収縮早期の血流の加速による"引き込み"によって大動脈弁の一時的な開放制限が起こる。

右室二腔症に併発する例がある。ときに小児期は明らかでなく，成人期に顕性化する例もある（p119「疾患の基礎知識」参照）。

■疾患の基礎知識

- 狭窄が限局的な膜性（discrete）狭窄と，肥大心筋と線維化によるノズル型の線維筋性（fibromuscular）がある。
- 心雑音や心電図上の左室肥大で発見される例が多い。進行すれば，労作時の息切れ，胸痛・失神をきたすことがある。

大動脈弁下狭窄
subvalvular aortic stenosis

肥大型閉塞型心筋症 (hypertrophic obstructive cardiomyopathy)

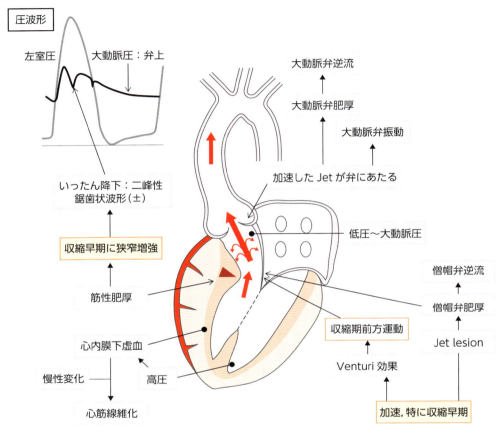

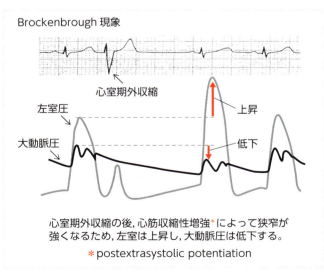

各論 3. 狭窄性心疾患 ❶ 左室流出路狭窄　大動脈弁下狭窄／大動脈縮窄（単純型）

大動脈縮窄（単純型）
coarctation of the aorta

大動脈弓部遠位部に狭窄があり下行大動脈への血流が低下して下半身の灌流が障害される。

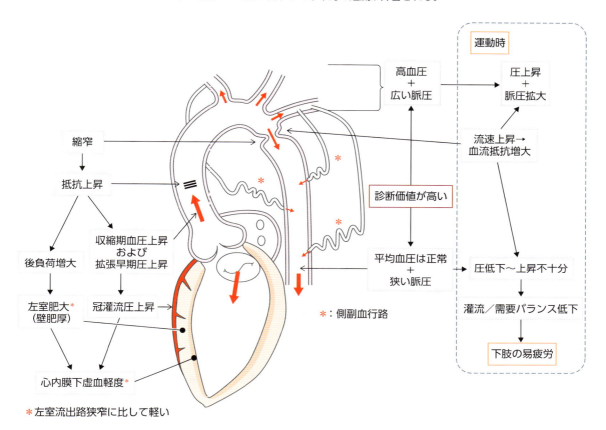

なお，新生児例は p94，95 参照

> **血行動態の特徴**
> ・上行大動脈圧は上昇して脈圧が広くなり，下肢は脈圧が狭く上下肢差がはっきりする。
> ・運動時，下半身への血流増加が制限され，下肢筋で需要／供給はバランスがくずれる。

■ 疾患の基礎知識
- 若年者の高血圧を見たら，一度は本症を疑い，下肢脈を触れてみる。
- Turner症候群に合併するので，背の低い女性では念頭に置く。
- 大動脈二尖弁に合併することが多く，その場合には上行大動脈拡張の進行がある。

肺動脈弁狭窄
valvular pulmonary stenosis

肺動脈弁が狭く右室圧が上昇して右室肥大となる。心不全，不整脈，急死がありうる。

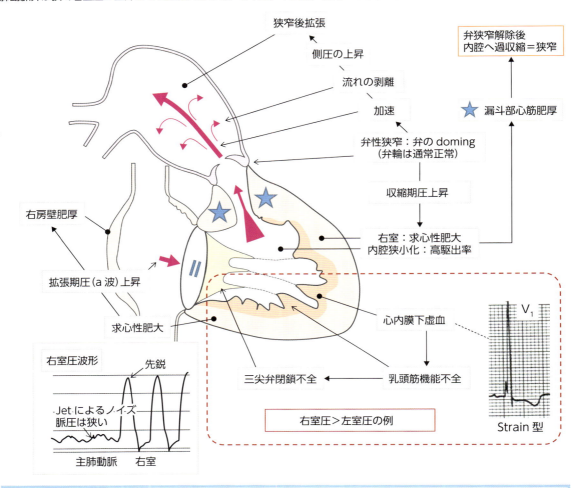

血行動態の特徴
- 右室圧が上昇し，壁肥厚のため拡張性が低下する。このため，右室拡張末期圧と右房圧が上昇する。
- 心室間の相互作用により，右室圧が上昇するにつれて左室拡張能が低下するが，これが前面に出ることは少ない。

■ 疾患の基礎知識
- 形態は，弁交連部が癒合肥厚することで開放が制限される。弁は三弁が多いが，二弁，一弁もある。
- 身体活動量が増加すると運動時呼吸促迫，運動能力低下などの症状が現れる。きわめてまれに運動と関連する突然死がある。
- 経過中，14％で軽症化，14％で進行する例があるとの報告がある。
- 自然予後について，臨床所見上で中等度以上の症例では年間の自然死亡が20〜30歳で3.4％，30歳以降で6〜7％というデータがある。

肺動脈弁狭窄，重症（乳児期）
critical pulmonary valvular stenosis

肺動脈弁の狭窄が強いため肺循環への駆出が十分に保てず，新生児期乳児期早期にチアノーゼや心不全を発症し，早期の治療を要する。

右室拡張型

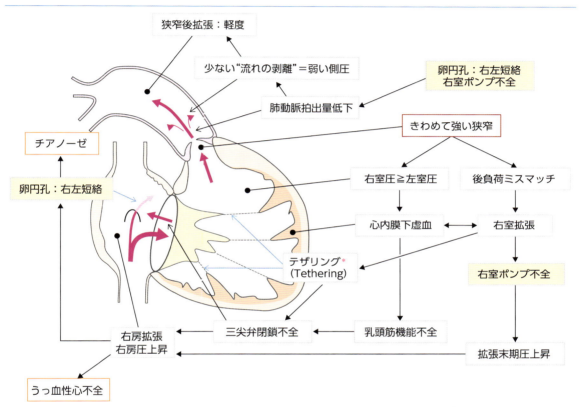

*テザリング (tethering)：鎖につながれて自由に動けないという意味。心室拡大に伴い乳頭筋が外側に偏位すると，弁尖を（横方向に）牽引し，弁尖の接合不全をきたし，閉鎖不全となる。

血行動態の特徴
- 強い狭窄のため，右室が拡大し，三尖弁逆流を併発することが多い。
- 右室拍出が減少し，体循環還流血の一部が卵円孔を通して左房に流れ，低酸素血症となる。

■疾患の基礎知識
- 三尖弁輪拡大および心内膜下虚血による乳頭筋虚血から三尖弁閉鎖不全が生じるため，右室駆出が減少するとともに右室がさらに拡大する。
- 主な症状は，心不全症状で，突然，不機嫌・蒼白になる"発作（心不全の急性増悪）"が生じる場合がある。

肺動脈弁狭窄，重症（乳児期）
critical pulmonary valvular stenosis

右室低形成型

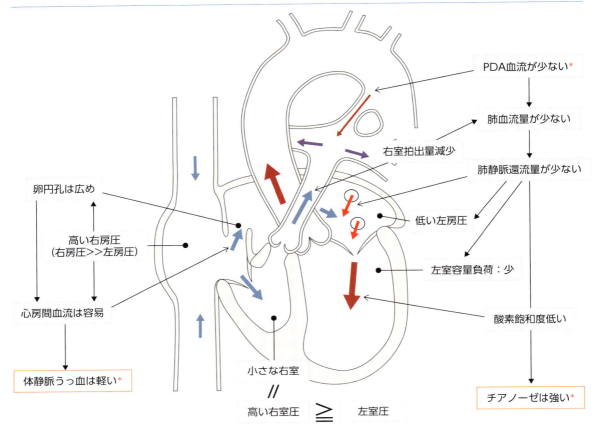

*PDA が太いと，肺血流が増加してチアノーゼは軽いが，左房圧が高くなり，心房間右左短絡への障害となって体静脈うっ血が強くなる。

> **血行動態の特徴**
> ・右室拍出が極めて少ないため動脈管依存性となる。また，卵円孔では右左短絡となり，純型肺動脈閉鎖（p82, 83 参照）とほぼ同様となる。

> **■疾患の基礎知識**
> ● 形態は，右室は狭小で壁が著しく肥厚するため，内膜が心内膜線維弾性症となる。
> ● 右室の流入が少なく，このため右室から肺動脈への血流がない。基本的に純型肺動脈閉鎖と同様に動脈管依存性となる。
> ● 主な症状は，肺動脈閉鎖と同様に生後 1〜2 日で急速に悪化するチアノーゼと循環不全である。

肺動脈弁下狭窄（右室二腔症）
double chambered right ventricular

右室内異常筋束による右室流出路狭窄で，右室二腔症とよばれる。

多くは心室中隔欠損に合併する。稀に単独の例もあるが，心室中隔欠損自然閉鎖後の例が多い。

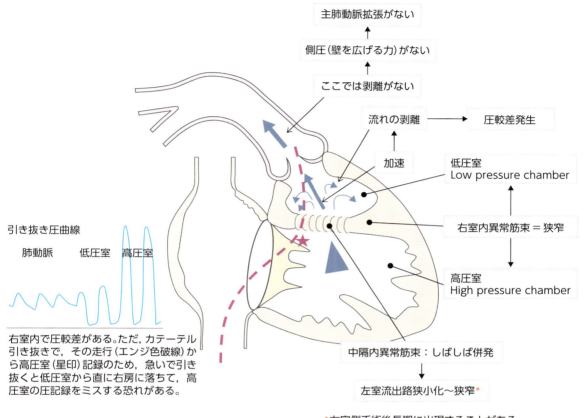

*右室側手術後長期に出現することがある。

血行動態の特徴
- 異常筋束近位側の右室収縮期圧は上昇することから，high pressure chamber といい，遠位側はそれより低いことから，low pressure chamber という。狭窄は進行性で圧較差も経時的に大きくなる。

■ 疾患の基礎知識
- 形態として，右室内異常筋束は調整帯（moderator band）が高位に付着し，肥厚しているものと考えられ，別名「high take-off moderator band」という。
- 基本的に心室中隔欠損が異常筋束の三尖弁側（傍膜性部）にあり，年長になると自然縮小化〜閉鎖して確認できず単独例のようにみえることがある。
- それぞれの血行動態による症状で，本症による特異的なものはない。
- 大動脈弁下部左室流出路に当初狭窄所見がない場合でもゆっくりと進行し，右室側手術後10年以上経ってから有意の狭窄となる例がある。

末梢性肺動脈狭窄
pulmonary branch stenosis

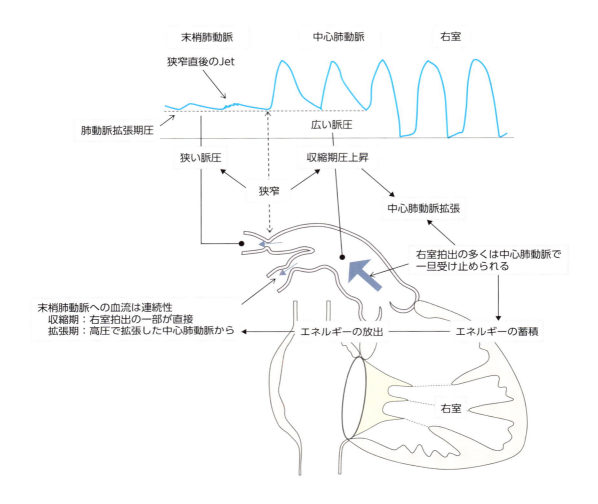

血行動態の特徴
- 狭窄前では，収縮期圧が上昇して脈圧が広い。
- 狭窄遠位側血流は連続性で，聴診上肺野で連続性雑音となる。
- 収縮に伴って主肺動脈は動的に拡張する。

疾患の基礎知識
- 単独例は少なく，他の先天性心疾患への合併が多い。
- Williams症候群，Alagille症候群，Noonan症候群，先天性風疹症候群などの部分症となる。

僧帽弁狭窄
mitral stenosis

僧帽弁・弁付属器の形態異常によって左室流入障害を生じる。

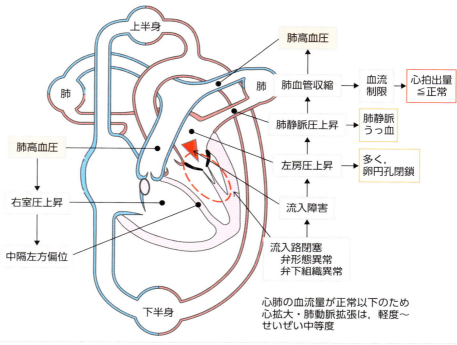

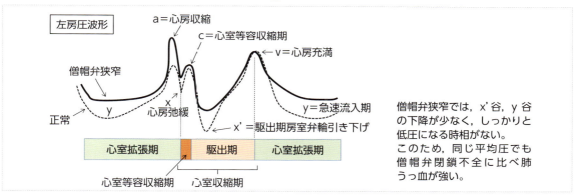

僧帽弁狭窄では，x'谷，y 谷の下降が少なく，しっかりと低圧になる時相がない。このため，同じ平均圧でも僧帽弁閉鎖不全に比べ肺うっ血が強い。

血行動態の特徴
- 左房から左室への血流が障害され，左房圧・肺静脈圧が上昇するため肺高血圧となる。

疾患の基礎知識
- 僧帽弁は弁輪，前後の弁尖，腱索，乳頭筋の4つから形成されるが，その構成要素の1つ，または複数に構造異常がある。
- 典型例，過剰弁組織，僧帽弁上狭窄輪，パラシュート僧帽弁，異常僧帽弁架橋（ハンモック僧帽弁）などに分類される。
- 狭窄が高度な場合，多呼吸，呼吸困難などの呼吸症状や哺乳不良，多汗，体重増加不良などの心不全症状がみられる。

各論 ▶ 3. 狭窄性心疾患 ❸ 流入路狭窄

三心房心
cor triatriatum

左房内に異常隔壁があり，左房が二腔に分かれ，右房と合わせて心房が三腔となる。
異常隔壁の付着状況と形態によっては狭窄となる。

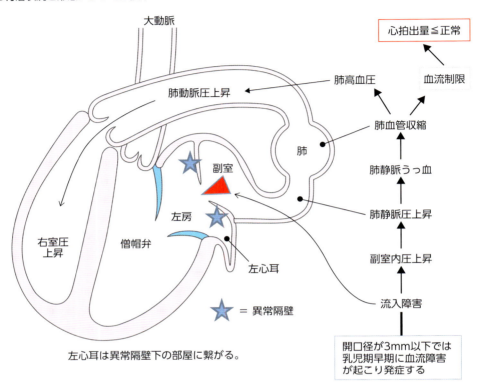

左心耳は異常隔壁下の部屋に繋がる。

急性増悪

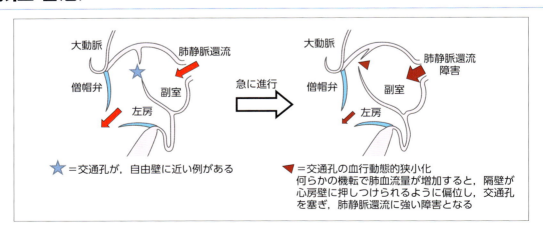

血行動態の特徴
- 副室と本来の左房を二分する隔壁の交通孔が狭いと，肺静脈圧上昇，肺うっ血，それに伴う肺高血圧と右室不全が基本病態となる。

僧帽弁上狭窄輪
supravalve mitral ring

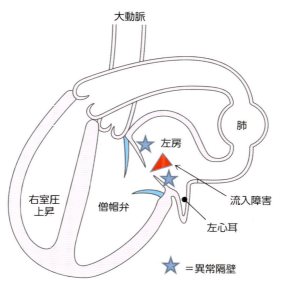

左心耳は異常隔壁の上の部屋に繋がる。
血行動態は，三心房心と同様。

肺静脈閉塞
pulmonary venous obstruction

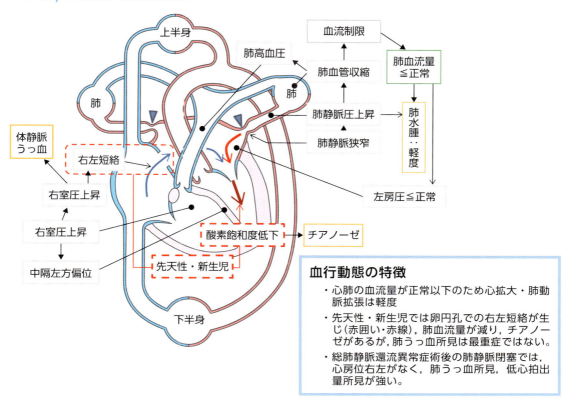

血行動態の特徴

- 心肺の血流量が正常以下のため心拡大・肺動脈拡張は軽度
- 先天性・新生児では卵円孔での右左短絡が生じ（赤囲い・赤線），肺血流量が減り，チアノーゼがあるが，肺うっ血所見は最重症ではない。
- 総肺静脈還流異常症術後の肺静脈閉塞では，心房位右左がなく，肺うっ血所見，低心拍出量所見が強い。

三尖弁狭窄
tricuspid stenosis

Ebstain 病 TS 優位型
(安藤分類Ⅲb)

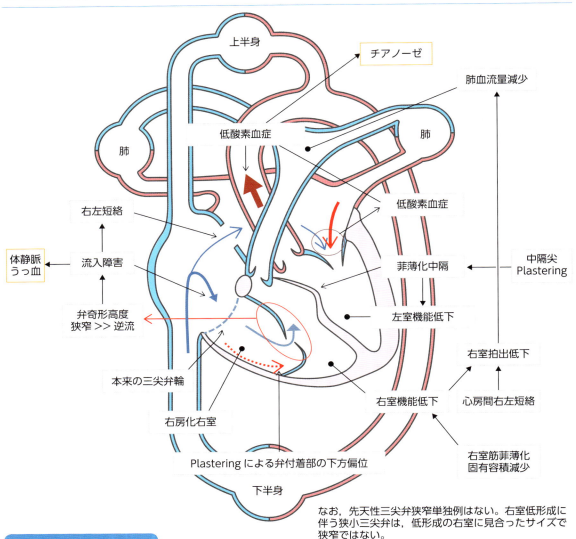

なお、先天性三尖弁狭窄単独例はない。右室低形成に伴う狭小三尖弁は、低形成の右室に見合ったサイズで狭窄ではない。

安藤の病型分類

病型分類	三徴*（plastering）	右房化右室Uhl化	右室のUhl化	三尖弁奇形	頻度（%）
Ⅰ 軽症	あり (plaster<1/3)	なし	なし	なし	5
Ⅱa 典型例（右房化右室Uhl化）	あり (plaster<1/3)	あり	なし	+	30
Ⅱb 典型例（右室全体のUhl化）	あり (plaster<1/3)	あり	あり	+	18
Ⅲa 非定型例（重症TR：free TR）	あり (軽度)	なし	なし	+++	27
Ⅲb 非定型例（重症TS, TA）	あり (高度)	なし	なし	+++	20

＊三徴：① plastering と右房化右室，② 腱索間隙消失，③ カテーン様の前尖
TR＝三尖弁閉鎖不全，TS＝三尖弁狭窄，TA＝三尖弁膜性閉鎖

(安藤正彦．臨床発達心臓病学改訂3版．中外医学社，p413, 2001 より改変引用)

肥大心筋と冠動脈の比率：先天性と後天性の違い

　心筋が長期にわたって正常に働くには適切な冠動脈血流が必須である。心臓が肥大すると，心臓発達の幼弱期には心筋細胞が増え（hyperplasia），成熟後では心筋細胞そのものが大きくなる（hypertrophy）。この際，冠動脈の反応はどうか？

　それを調べたのが Van Praagh 先生のグループで，その結果を以下に示す。

(Rakusan, et al. Circulation 1992;86:38)

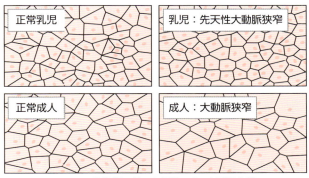

シェーマ的作図：枠＝1細胞，点＝1毛細血管

　正常と大動脈狭窄の左室で，細胞の大きさと冠動脈の分布を見た。

　上段の乳児心筋では，1冠動脈当たりの細胞面積が，正常と大動脈狭窄では大差はない。これは，冠動脈を伴って細胞の数が増えていることを示す。

　一方，下段の成人心筋では，正常でも1冠動脈当たりの細胞面積が乳児に比べて大きくなっているが，大動脈狭窄ではさらに広くなっている。すなわち，成熟では正常でも心筋細胞は肥大するが，後天性の肥大心では，さらに大きくなって，1冠動脈が供給しなくてはいけない細胞面積（＝容積）が増える。それらをグラフにしたのが下の図である。すなわち，成人大動脈狭窄では細胞虚血が起きやすい状況にある。

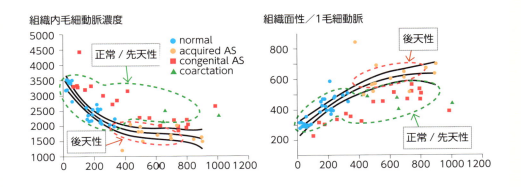

各論 ▶ 4. 逆流性心疾患 ❶ 房室弁逆流

僧帽弁閉鎖不全
mitral regurgitation

僧帽弁の形態または機能異常における左室からの逆流によって，循環呼吸不全を起こす。
原因として先天性または後天性がある。

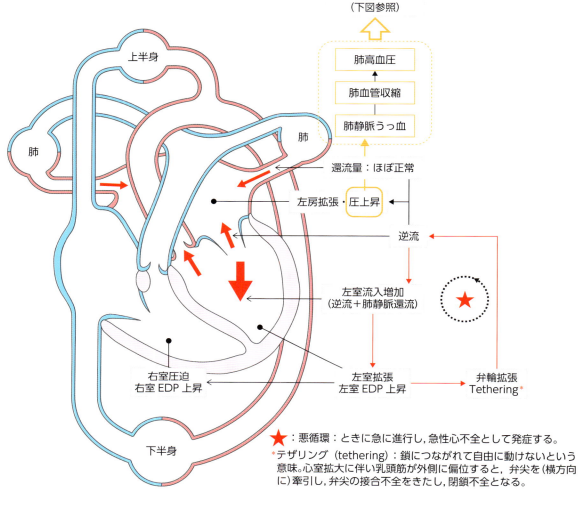

★：悪循環：ときに急に進行し，急性心不全として発症する。

*テザリング（tethering）：鎖につながれて自由に動けないという意味。心室拡大に伴い乳頭筋が外側に偏位すると，弁尖を（横方向に）牽引し，弁尖の接合不全をきたし，閉鎖不全となる。

血行動態の特徴

- 僧帽弁閉鎖不全の基本病態は左房，左室への容量負荷であるが，その程度は逆流弁口の大きさ，左室−左房圧較差，左房のコンプライアンス，収縮期の時間，左室流出路狭窄の存在や高い体血管抵抗などの大動脈への抵抗など，複数の因子により左右される。
- 病態は急性期，慢性期での代償期，慢性期での破綻期など時期によって異なる。

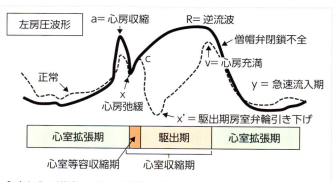

心室からの逆流，c 波，v 波が融合（R）して圧は上がるが，僧帽弁閉塞がないので，左房からの流出が充分で，y 谷がしっかり下降する。
このため，同じ平均圧でも僧帽弁狭窄に比べ肺うっ血が軽い。

126

各論 4. 逆流性心疾患 ❶ 房室弁逆流　僧帽弁閉鎖不全

病期による変化

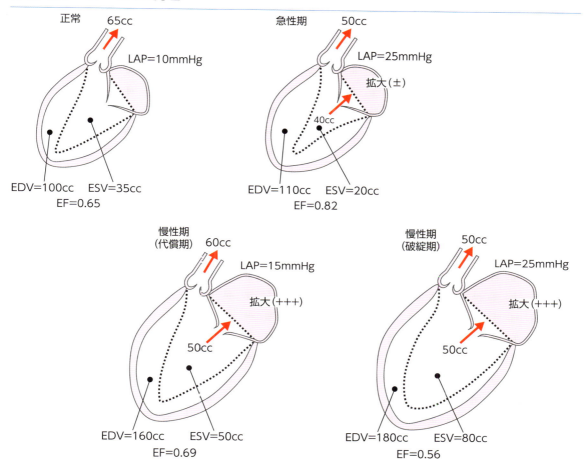

急性期（たとえば腱索断裂など）：逆流は強く，左室は急性の圧負荷減少で"過収縮"となるが，心膜は急には拡張しないので，左房圧は高い。また，急性容量負荷では心筋組織の対応が遅れるので（p10 参照）左室拡張期圧も高い。

慢性代償期：心膜腔も拡大し，左室・左房は容量負荷（逆流量）に応じて拡張する。左室壁は p10 にあるように筋原線維の長軸方向の増加によるため，収縮性は保たれ，ポンプ機能は正常に復する。左房圧上昇は軽減する。

慢性破綻期：負荷の持続から心筋組織障害が起こり，収縮性は低下し，左室はさらに拡張しポンプ機能は低下，拡張末期圧は上昇する。このため，左室前方拍出量は減少し，左房圧は上昇する。

(Blase A, et al. Valvular Heart Disease 1997；337：32より改変引用)

疾患の基礎知識

- 先天性僧帽弁閉鎖不全は，弁輪，前後の弁尖，腱索，乳頭筋の4つの構成要素の構造異常によって起こる。

- 後天性または非孤立性として，川崎病，拡張型心筋症，Marfan症候群，Ehlers-Danlos症候群などの結合織疾患や，細菌性心内膜炎後，僧帽弁腱索断裂，リウマチ熱などに二次的に発症し，頻度としては先天性より多い。

- 主な症状は，非特異的な心不全や肺うっ血の症状である。

各論 ▶ 4. 逆流性心疾患 ❶ 房室弁逆流

三尖弁閉鎖不全
tricuspid regurgitation

三尖弁閉鎖不全によって右房への逆流を生じる。Ebstein 病，Fallot 四徴症術後など，特殊例として修正大血管転位がある。

Ebstein 病（TR 型）

典型例

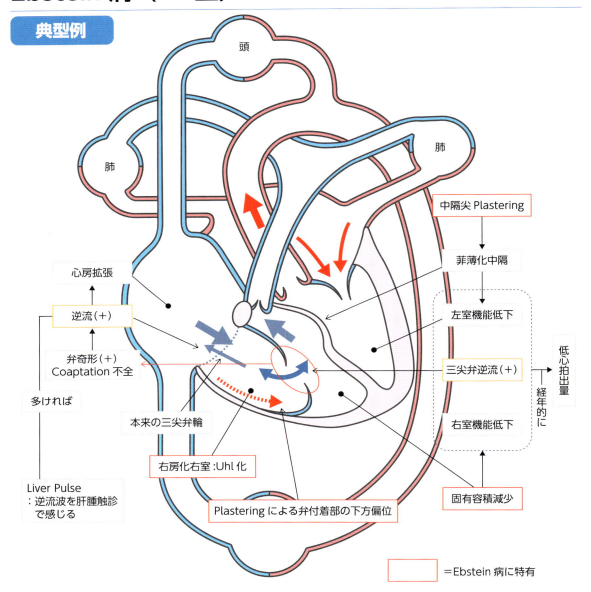

血行動態の特徴

- 右房への逆流のため，心房 v 波が上昇し，頸静脈での拍動を観察することがある。
- 肺動脈狭窄あるいは肺血管抵抗上昇が軽度でも，右室収縮で逆流が生じるため，容易に肺循環への拍出が制限される。
- Ebstein 病では，強い右室機能不全と逆流のため，一層，右室前方拍出が少なくなる。
- 新生児で有意の閉鎖不全があれば（重症 Ebstein 病，三尖弁異形成），高肺血管抵抗，動脈管開存の影響で，右室前方拍出が著しく制限され，見かけ上の肺動脈閉鎖になることもある。

各論 4. 逆流性心疾患 ❶ 房室弁逆流　三尖弁閉鎖不全

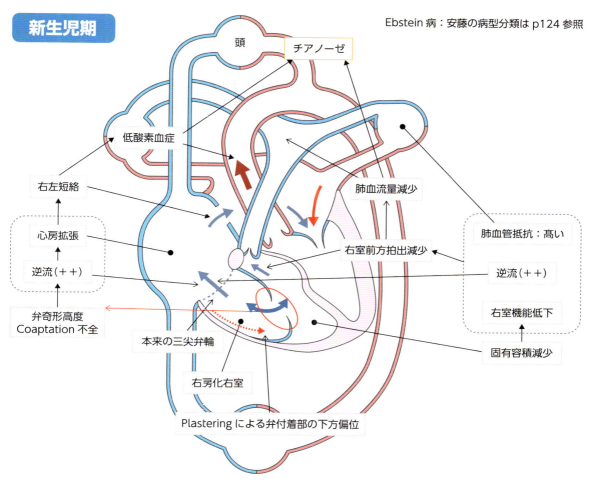

この時期の動脈管開存は，さらに右室拍出の抵抗になり，肺動脈弁が機能的に閉鎖する例がある（機能性肺動脈閉鎖）。このような例では，心房位右左が増え，動脈管開存による肺血流増加の効果が相殺され，かつ，静脈うっ血を生じる。大動脈肺動脈短絡手術も同様の影響をもたらす。

疾患の基礎知識

- Ebstein病の三徴は，Plasteringと右房化右室，三尖弁腱索間隙消失，カーテン様前尖である。
- 弁の形態，残存右室機能によって，軽い三尖弁逆流のみで成人期までほぼ無症状の例から，右室拍出ができず（血行動態の特徴，参照）新生児期に強いチアノーゼや心不全が発症する例まで，臨床像のスペクトラムは広い。

三尖弁閉鎖不全
tricuspid regurgitation

Fallot 四徴症術後

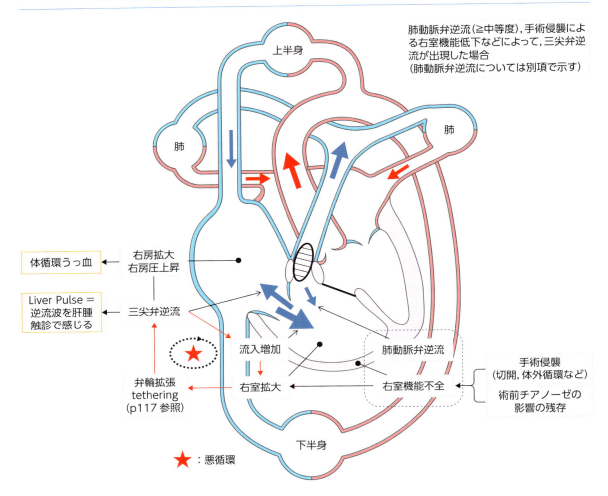

壁応力から見た人工弁置換術直後の左室動態

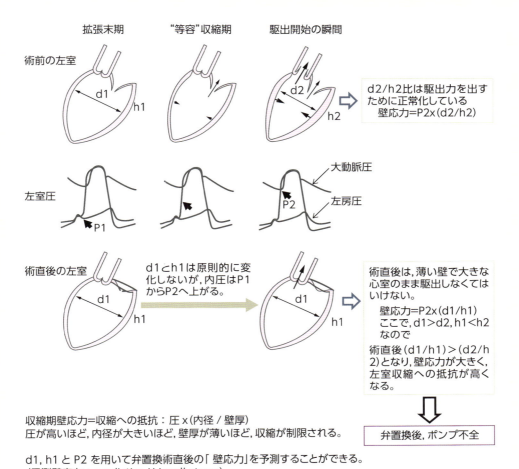

収縮期壁応力＝収縮への抵抗：圧 x（内径／壁厚）
圧が高いほど，内径が大きいほど，壁厚が薄いほど，収縮が制限される。

d1, h1 と P2 を用いて弁置換術直後の「壁応力」を予測することができる。
（予測壁応力：predictive LV wall stress）

(Nakazawa M, et al. Jpn Circ J 1992；56：759.)

大動脈弁閉鎖不全
aortic regurgitation

大動脈弁が拡張期に完全に閉鎖せず，左室から駆出された血液の一部が左室に逆流し，左室が拡大し機能不全を生じる。

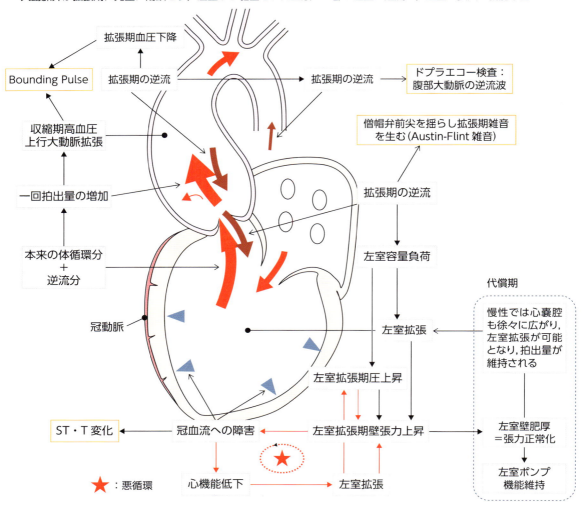

血行動態の特徴

- 主病態は左室容量負荷であり，急性と慢性に分けられる。
- 慢性病態は，代償機転が働くことで左室が（心嚢腔拡大を伴って）拡大し，収縮性・ポンプ機能が保たれ，拡張末期圧の上昇も少なく，長期間，無症状で経過するが，拡張が進むと，代償機転が破綻するため，左室流入圧や拡張末期圧が上昇し，収縮性・ポンプ機能の低下が起こり，心不全となる。
- 急性病態は，Valsalva洞動脈瘤の破裂，心内膜炎による急速な弁破壊，石灰化弁へのカテーテル拡大術後の弁破壊などでみられる。

疾患の基礎知識

- 大動脈弁尖異形成，大動脈弁変形，大動脈基部・弁輪の拡大，結合織異常，炎症後，医原性（カテーテル治療後）などが原因で起こる疾患。
- 徐々に心不全症状が現れる。
- 閉鎖不全が高度になると，胸痛や失神など拡張期圧の低下に伴う心筋や中枢神経系の虚血症状など，比較的特異な症状が現れることもある。

肺動脈弁閉鎖不全
pulmonary valve insufficiency

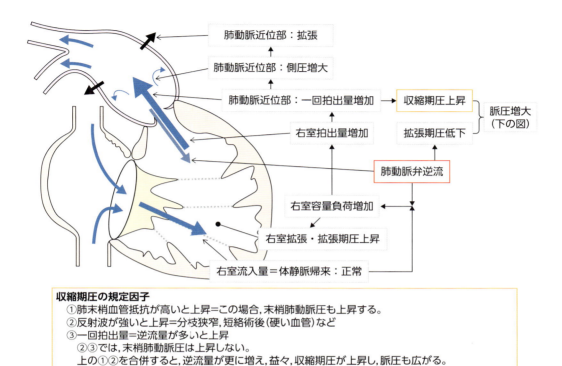

収縮期圧の規定因子
① 肺末梢血管抵抗が高いと上昇＝この場合，末梢肺動脈圧も上昇する。
② 反射波が強いと上昇＝分枝狭窄，短絡術後（硬い血管）など
③ 一回拍出量＝逆流量が多いと上昇
　②③では，末梢肺動脈圧は上昇しない。
　上の①②を合併すると，逆流量が更に増え，益々，収縮期圧が上昇し，脈圧も広がる。

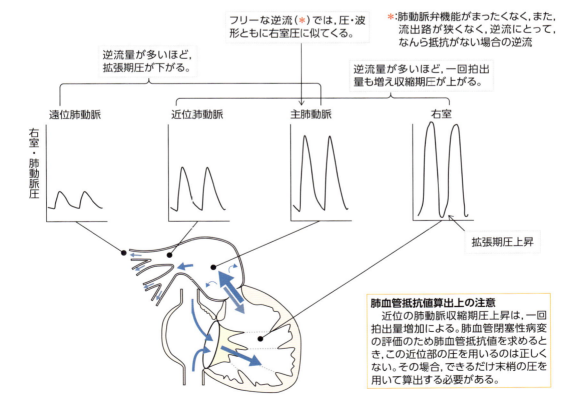

肺血管抵抗値算出上の注意
　近位の肺動脈収縮期圧上昇は，一回拍出量増加による。肺血管閉塞性病変の評価のため肺血管抵抗値を求めるとき，この近位部の圧を用いるのは正しくない。その場合，できるだけ末梢の圧を用いて算出する必要がある。

肺動脈性肺高血圧症
pulmonary arterial hypertension

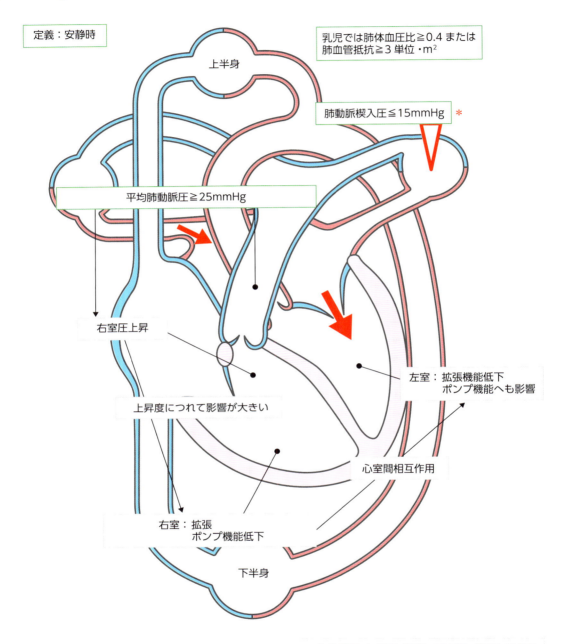

肺高血圧症の臨床分類（ニース分類, 2013年）

第1群　肺動脈性肺高血圧症（PAH）
1.1　特発性 PAH
1.2　遺伝性 PAH
1.2.1　BMPR2
1.2.2　ALK1，ENG，SMAD9，CAV1，KCNK3
1.2.3　不明
1.3　薬物・毒物誘発性 PAH
1.4　各種疾患に伴う PAH
1.4.1　結合組織病
1.4.2　HIV 感染症
1.4.3　門脈圧亢進症
1.4.4　先天性心疾患
1.4.5　住血吸虫症

第1'群　肺静脈閉塞性疾患（PVOD）および／または肺毛細血管腫症（PCH）
第1"群　新生児遷延性肺高血圧症（PPHN）

第2群　左心性心疾患に伴う肺高血圧症
2.1　左室収縮不全
2.2　左室拡張不全
2.3　弁膜疾患
2.4　先天性／後天性の左心流入路／流出路閉塞および先天性心筋症

第3群　肺疾患および／または低酸素血症に伴う肺高血圧症
3.1　慢性閉塞性肺疾患
3.2　間質性肺疾患
3.3　拘束性と閉塞性の混合障害を伴う他の肺疾患
3.4　睡眠呼吸障害
3.5　肺胞低換気障害
3.6　高所における慢性曝露
3.7　発育障害

第4群　慢性血栓塞栓性肺高血圧症（CTEPH）

第5群　詳細不明な多因子のメカニズムに伴う肺高血圧症
5.1　血液疾患：慢性溶血性貧血，骨髄増殖性疾患，脾摘出
5.2　全身性疾患：サルコイドーシス，肺組織球増殖症，リンパ脈管筋腫症
5.3　代謝性疾患：糖原病，ゴーシェ病，甲状腺疾患
5.4　そのほか：腫瘍塞栓，線維性縦隔炎，慢性腎不全，区域性肺高血圧症

(Simonneau G, et al : J Am Coll Cardiol 62 : D34-D41, 2013)

「2015 ESC/ERS ガイドライン」での追加項目

1". 新生児遷延性高血圧
2.4. 左室流入路・流出路狭窄（先天性・後天性）
2.5. 肺静脈狭窄（先天性・後天性）

冠動脈異常
coronary artery anomaly

左冠動脈肺動脈起始

基本病態

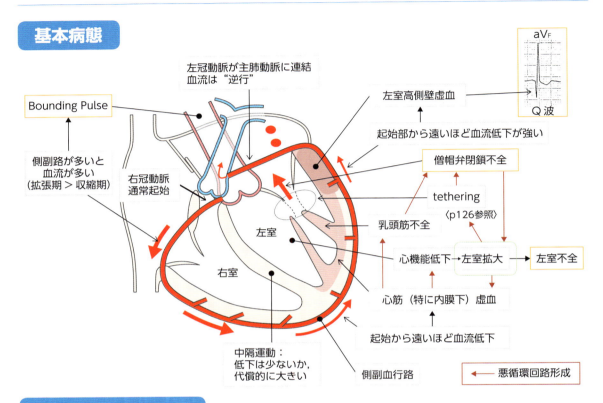

病態生理による病型

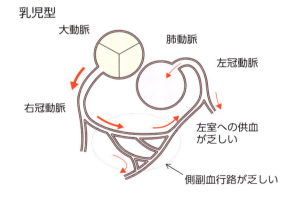

乳児型

乏しい側副血行路のため左冠動脈の血流が少ない。このため，左室への酸素供給が乏しく，僧帽弁閉鎖不全に加え，左室不全が強い。

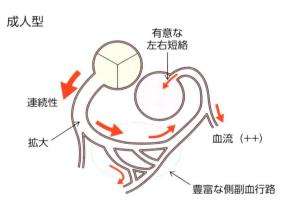

成人型

豊富な側副血行路のため左冠動脈の血流は保たれる。左室不全は強くなく，左右短絡となる。この短絡による左室容量負荷のため，左室は拡大する。僧帽弁閉鎖不全の併発は多い。
動脈の脈圧は広く，Bounding Pulse となる。
成人期以降，肺動脈への短絡（抜け）のため，冠動脈スチール（盗血）が起こり，心筋虚血・狭心症を起こすことがある。

冠動脈瘻

「右冠動脈→右室」の例

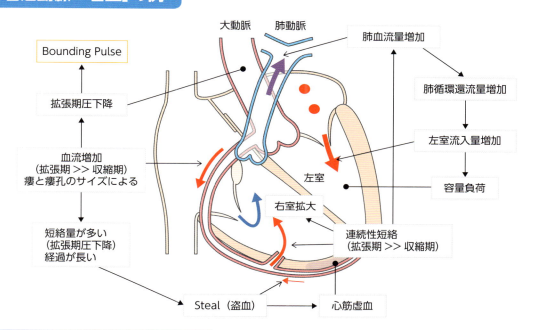

起始冠動脈と瘻孔開口部位

	右冠動脈	左冠動脈	両側	単冠動脈	不明	計
右　房	41	22	2	0	4	69 (32%)
右　室	62	28	3	5	0	98 (45%)
肺動脈	16	14	1	3	0	34 (15%)
左　房	3	7	0	0	0	10
左　室	3	2	0	0	0	5
不　明	0	0	0	0	2	2
計	125	73	6	8	6	218

（心臓外科学（榊原　仟編），南江堂，1975より改変引用）

上図の血行動態が基本で，以下は各病型での特異点。
　共通して，盗血が多いと供血冠動脈系の心筋虚血を生じる。
　・「右冠動脈→右房」は，右房への短絡で右房拡大が加わる。
　・「左冠動脈→右室・右房」では，「右冠動脈→右室・右房」と同様。
　・「左・右冠動脈→肺動脈」では，基本的に大動脈肺動脈短絡と同様。
　・「冠動脈→左房」では，肺血流量増加はなく，左房左室の容量負荷となる。
　・「冠動脈→左室」では，大動脈閉鎖不全と同様の血行動態となる。

文献

1. Banerjee A, et al : Nonlinearity of the left ventricular end-systolic wall stress-velocity of fiber shortening relation in young pigs: a potential pitfall in its use as a single-beat index of contractility. J Am Coll Cardiol 1994 ; 23 : 514.

2. Cantinotti M, et al : Nomograms for blood flow and tissue Doppler velocities to evaluate diastolic function in children: a critical review. J Am Soc Echocardiogr 2013 ; 26 : 126.

3. Colan SD, et al : Left ventricular end-systolic wall stress-velocity of fiber shortening relation : a load-independent index of myocardial contractility. J Am Coll Cardiol 1984 ; 4 : 715.

4. Flamm MD, et al : Measurement of systemic cardiac output at rest and exercise in patients with atrial septal defect. Am J Cardiol 1969 ; 23 : 258.

5. Friedman WF : The intrinsic physiologic properties of the developing heart. Prog Cardiovasc Dis 1972 ; 15 : 87.

6. Giglia TM, et al : Diagnosis and management of right ventricle-dependent coronary circulation in pulmonary atresia with intact ventricular septum. Circulation 1992 ; 86 : 1516.

7. Glanz S, et al : Echocardiographic assessment of the severity of aortic stenosis in children and adolescents. Am J Cardiol 1976 ; 38 : 620.

8. Gorlin R, et al : Hydraulic formula for calculation of the area of the stenotic mitral valve, other cardiac valves, and central circulatory shunts. Am Heart J 1951 ; 41 : 1.

9. Graham TP Jr, et al : Left heart volume estimation in infancy and childhood. Reevaluation of methodology and normal values. Circulation 1971 ; 43 : 895.

10. Graham TP Jr, et al : Right ventricular volume determinations in children. Normal values and observations with volume or pressure overload. Circulation 1973 ; 47 : 144.

11. Kelly DT, et al : Effects of chronic right ventricular volume and pressure loading on left ventricular performance. Circulation 1971 ; 44 : 403.

12. LaFarge CG, et al : The estimation of oxygen consumption. Cardiovasc Res 1970 ; 4 : 23.

13. Legato MJ : Sarcomerogenesis in human myocardium. J Moll Cell Cardiol 1970 ; 1 : 425.

14. Lloyd TR, et al : Obstruction of systemic pulmonary arterial shunts by diagnostic cardiac catheters. Am J Cardiol 1990 ; 66 : 878.

15. Lopez L, et al : Recommendations for quantification methods during the performance of a pediatric echocardiogram : a report from the Pediatric Measurements Writing Group of the American Society of Echocardiography Pediatric and Congenital Heart Disease Council. J Am Soc Echocardiogr 2010 ; 23 : 465.

16. Maruyama Y, et al : Mechanical interactions between four heart chambers with and without the pericardium in canine hearts. Circ Res 1982 ; 50 : 86.

17. Mori Y, et al : Relation of pulmonary venous wedge pressures to pulmonary artery pressures in patients with single ventricle physiology. Am J Cardiol 2003 ; 91 : 772.

18. Murakami T, et al : The physiological significance of coronary aneurysms in Kawasaki disease. EuroIntervention 2011 ; 7 : 944.

19 Nagueh SF, et al : Doppler estimation of left ventricular filling pressure in sinus tachycardia. A new application of tissue doppler imaging. Circulation 1998 ; 98 : 1644.

20 Nakazawa M, et al : Right and left ventricular volume characteristics in children with pulmonary stenosis and intact ventricular septum. Circulation 1976 ; 53 : 884.

21 Ommen SR, et al : Clinical utility of Doppler echocardiography and tissue Doppler imaging in the estimation of left ventricular filling pressures : A comparative simultaneous Doppler-catheterization study. Circulation 2000 ; 102 : 1788.

22 Rakusan K, et al : Morphometry of human coronary capillaries during normal growth and the effect of age in left ventricular pressure-overload hypertrophy. Circulation 1992 ; 86 : 38.

23 Roche SL, et al : Isovolumic acceleration at rest and during exercise in children normal values for the left ventricle and first noninvasive demonstration of exercise-induced force-frequency relationships. J Am Coll Cardiol 2011 ; 57 : 1100.

24 Romero T, et al : A comparison of pressure-volume relations of the fetal, newborn, and adult heart. Am J Physiol 1972 ; 222 : 1285.

25 Rutledge J, et al : Validity of the LaFarge equation for estimation of oxygen consumption in ventilated children with congenital heart disease younger than 3 years--a revisit. J Am Coll Cardiol 57 : 1100.

26 Sarnoff SJ, et al : Ventricular function: I. Starling's Law of the Heart Studied by Means of Simultaneous Right and Left Ventricular Function in the Dog. Circulation 1954 ; 9 : 706.

27 Sluysmans T, et al : Theoretical and empirical derivation of cardiovascular allometric relationships in children. J Appl Physiol 2004 ; 99 : 445.

28 Taylor RR, et al : Dependence of ventricular distensibility on filling of the opposite ventricle. Am J Physiol 1967 ; 213 : 711.

29 Tei C, et al : Doppler index combining systolic and diastolic myocardial performance : clinical value in cardiac amyloidosis. J Am Coll Cardiol 1996 ; 28 : 658.

30 Wyatt HL, et al : Cross-sectional echocardiography. II. Analysis of mathematic models for quantifying volume of the formalin-fixed left ventricle. Circulation 1980 ; 61 : 1119.

31 青墳裕之，ほか：小児における経胸壁パルスドプラエコーによる冠動脈血流検出について．日本小児科学会雑誌　1991；95：97.

32 青墳裕之，ほか：小児心臓血管サイズの正常回帰式について—既報論文の集積と各回帰式の比較—．小児循環器学会雑誌 2003；19：421.

33 安藤正彦：Ebstein奇形と近縁疾患．臨床発達心臓病学改訂3版（高尾篤良，ほか編集）．中外医学社，東京，2001, p413.

34 片山博視：End-systolic wall stress(δes)から見た先天性心疾患の非侵襲的心機能評価の検討．東京女子医科大学雑誌 1990；60：59.

35 木全心一，ほか：心機能の臨床．中外医学社，東京，1981, p65.

36 吉川哲夫，ほか：数珠状動脈瘤の流体力学的検討—川崎病冠状動脈病変類似の動脈瘤について．呼吸と循環 1980；28：395.

索引

あ

アクチン	4
圧差測定	35
圧反射	18, 19
圧負荷	9
圧力計測システム	21
安藤の病期分類	124
位置エネルギー	15, 16, 17
一次元的計測	32, 33
一次孔欠損	56
一回拍出量	8
インピーダンス	14
右鎖骨下動脈起始異常	97
右室圧	39
右室依存性類洞交通	84
右室拡張型	117
右室低形成型	118
右室と左室の相互作用	6, 7
右室二腔症	119
右肺動脈上行大動脈起始	60
右房化右室	128
右房肺動脈直接吻合術	91
運動エネルギー	15, 16, 17
エネルギーロス	16
オリフィス型	16

か

下行大動脈血流パターン	40
拡散	15
拡張期負荷	10
下心臓型	79
カテーテル検査による圧波形	21, 22
カルシウム遮断薬	3
簡易Bernouli式	35
完全型心内膜床欠損	57
完全型房室中隔欠損	57
完全大血管転位症	70, 72, 74, 77
冠動脈疾患	136
冠動脈の異常	84
冠動脈瘻	137
狭窄	16
筋原線維	9, 10
筋小胞体	2
空間分解能	32
血圧	13, 14
血管径	33
欠損部位	47
血流	13, 14
血流速度	35
興奮	2
後壁圧	32
呼吸	22
姑息術	105
混合静脈血酸素飽和度	25

さ

左室拡張末期圧	5
左室拡張末期径	8
左室径	32
左室性単心室	87
左室容積	34
——計測	34
左心低形成症候群	104
左房圧	23
三心房心	122
三尖弁腱索間隙消失	128
三尖弁狭窄	124
三尖弁閉鎖	88, 90
三尖弁閉鎖不全	128, 130
収縮	2
収縮期圧	133
収縮期負荷	9
修正大血管転位	106, 108
術後早期肺高血圧クリーゼ	49
主要大動脈肺動脈側副動脈（MAPCAs）	66
純型肺動脈閉鎖	82, 84
上心臓型	78
心筋	3
心筋機能	2, 4
心室拡張末期圧	22
心室機能	5, 6, 7, 8
心室中隔欠損＋肺動脈狭窄合併	108
心室中隔欠損＋肺動脈閉鎖	69
心室中隔欠損合併	107
心室中隔欠損症	46, 48, 50, 92
——＋心房間交通	50
——＋肺高血圧症	48
心室容積	26
——の計測法	29, 30
新生児	3
心臓カテーテル検査	43
心内修復術後	67, 68
心拍出量の求め方	24, 25, 26
心房中隔欠損症	52, 56, 93
心房内スイッチ術	74
心膜の影響	12
成熟心筋	2
楔入圧	23
ゼロ点	21
総動脈幹症	102
総肺静脈還流異常症	78
僧帽弁狭窄	121
——重症度評価	43
僧帽弁上狭窄輪	123
僧帽弁閉鎖不全	126
組織ドプラ	38

た

体血管抵抗	65
大動脈弓離断複合	98
大動脈酸素飽和度	64
大動脈縮窄	94, 115
——・複合型	96
——合併例	90
大動脈スイッチ術後	72
大動脈肺動脈短絡	58, 60
——術後	67
大動脈肺動脈中隔欠損	59
大動脈弁下狭窄	113, 114
大動脈弁下心室中隔欠損	76, 77
大動脈弁狭窄	36, 110
大動脈弁上狭窄	112
大動脈弁閉鎖不全	132
ダブル・スイッチ術後	109
ダブルシャント	50
単心室	100
短絡量の規定因子	47
中隔	32
超音波断層法	34
超音波法	32, 33
強い三尖弁閉鎖不全合併	84
低酸素発作	65
テザリング	117, 126
動脈管開存症	58
動脈管閉塞	95
ドプラエコー	41

な

二次孔欠損	52
二心室修復術後	85
熱希釈法	26
ノズル型	16

は

肺血管抵抗	27, 28
——値算出上の注意	133
肺血流増加	90
肺血流量	27, 28
肺高血圧症の臨床分類	135
肺循環動態評価	27, 28
肺静脈閉塞	123
肺体血流量比	27, 28
肺動脈圧	39
肺動脈狭窄	76, 77, 89, 101
肺動脈性肺高血圧症	134
肺動脈閉鎖	66
——＋心室中隔欠損	86
肺動脈弁下狭窄	119
肺動脈弁狭窄	36, 116, 117
——・重症	117, 118
肺動脈弁欠損	66
肺動脈弁閉鎖不全	133
反跳脈	59

肥大型閉塞型心筋症	114
左冠動脈肺動脈起始	136
不完全型房室中隔欠損	56
部分肺静脈還流異常	54
フランク・スターリン機構	4, 5
壁応力	11, 131
弁性閉鎖＋太い動脈管開存	83
弁性閉鎖＋細い動脈管開存	82
弁輪径	33
防御的肺動脈収縮	80
傍心臓型	79

ま

末梢性肺動脈狭窄	120
慢性右室負荷心	6
ミオシン	4
未熟児	3

や・ら

容量負荷	10
瘤	17
流量計測	41
両大血管右室起始	75, 76, 86
――＋心室中隔欠損＋肺動脈狭窄合併	108
連続の式	42
瘻孔開口部位	137
漏斗部狭窄	65

A

anomalous origin of right pulmonary artery from the ascending aorta	60
aortic regurgitation	132
aortopulmonary window (AP window)	59
area-length法	29, 34
atrial septal defect	52, 56

B・C

bounding pulse	59
coarctation of the aorta	94, 115
coarctation pattern	40
Collets&Edwards分類	103
complete atrioventricular septal defect	57
complete endocardial cushion defect	57
complete transposition of the great arteries	70
congenital aortic valvular stenosis	110
congenital corrected transposition of the great arteries (ccTGA)	106
continuity equation	42

cor triatriatum	122
coronary artery disease	136
critical pulmonary valvular stenosis	117, 118

D

Differential Cyanosis	97
double chambered right ventricular	119
double outlet right ventricle	75
ductal shock	104

E

Ebstein病（TR型）	128
Ebstein病（TS優位型）	124
Ebstein病合併	84
EC coupling	2
Eisenmenger症候群	92

F

Fallot四徴症	64, 66, 68
――術後	130
Fick法	24, 25
fluid-filledシステム	21
Fontan型手術後	91
Frank-Starling Mechanism	4, 5

H・I

high take-off moderator band	119
hypertrophic obstructive cardiomyopathy	114
hypoplastic left hearts syndrome	104
interruption of the aortic arch (IAA)	98

K

Keith-Edwards分類	88
Kirlin1型	47
Kirlin2型	47

L

L-loop型	87
LV・RV cross talk	6, 7

M・N

mitral regurgitation	126
mitral stenosis	121
myocardial performance index (MPI)	37
non-restrictive VSD	47

P

partial anomalous pulmonary venous return	54
patent ductus arteriosus	58
Plastering	128
primum defect	56
pulmonary arterial hypertension	134
pulmonary atresia associated with inter-ventricular communication	86
pulmonary branch stenosis	120
pulmonary valve insufficiency	133
pulmonary venous obstruction	123
pulmonary-ductus -descending aorta trunk (PDDT)	99
pure pulmonary atresia	82

R

Rastelli術後	69, 73
restrictive VSD	47
rupture of the sinus of Valsalva	62

S

secundum defect	52
Simpson法	30
single ventricle	100
Stress-Velocity関係	20
subvalvular aortic stenosis	113, 114
supravalve mitral ring	123
supravalvular aortic stenosis	112

T

TEI index	37
tethering	117, 126
tetralogy of Fallot	64, 68
Thermodilution (TD)	26
total anomalous pulmonary venous return	78
Total Cavo-Pulmonary Connection (TCPC)術	91
tricuspid atresia	88, 90
tricuspid regurgitation	128, 130
tricuspid stenosis	124
truncus arteriosus	102

V・W

Valsalva洞動脈瘤破裂	62
valvular pulmonary stenosis	116
Van Praagh分類	103
ventricular septal defect	46
wedge pressure	23

中澤　誠　編集
ビジュアルスタイル 先天性心疾患

血行動態と心機能の基礎知識

2016年3月1日　第1版第1刷発行
2024年7月20日　　　　　第4刷発行

■編　集	中澤　誠　なかざわ　まこと	
■発行者	吉田富生	
■発行所	株式会社メジカルビュー社	
	〒162-0845　東京都新宿区市谷本村町2-30	
	電話　03(5228)2050(代表)	
	ホームページ https://www.medicalview.co.jp/	
	営業部　FAX 03(5228)2059	
	E-mail eigyo@medicalview.co.jp	
	編集部　FAX 03(5228)2062	
	E-mail ed@medicalview.co.jp	
■印刷所	株式会社広済堂ネクスト	

ISBN 978-4-7583-1428-2 C3047

©MEDICAL VIEW, 2016. Printed in Japan

・本書に掲載された著作物の複写・複製・転載・翻訳・データベースへの取り込みおよび送信（送信可能化権を含む）・上映・譲渡に関する許諾権は，(株)メジカルビュー社が保有しています．
・JCOPY 〈出版者著作権管理機構 委託出版物〉
本誌の無断複製は著作権法上での例外を除き禁じられています．複製される場合は，そのつど事前に，出版者著作権管理機構（電話 03-5244-5088, FAX 03-5244-5089, e-mail: info@jcopy.or.jp）の許諾を得てください．

・本書をコピー，スキャン，デジタルデータ化するなどの複製を無許諾で行う行為は，著作権法上での限られた例外（「私的使用のための複製」など）を除き禁じられています．大学，病院，企業などにおいて，研究活動，診察を含み業務上使用する目的で上記の行為を行うことは私的使用には該当せず違法です．また私的使用のためであっても，代行業者等の第三者に依頼して上記の行為を行うことは違法となります．